Fitness im Büro
Die besten Übungen

Mit einem Vorwort von Dr. Antje van Aubel

Christopher
Luft

Impressum

Fitness im Büro – Die besten Übungen
Christopher Luft, Am Neubruch 10 a, 82284 Grafrath
Erstmals erschienen 2019
Unter dem Titel: „Fitness im Büro - Die besten Übungen"

www.optimalestraining.com

Cover und Layout: Constanze Kramer, www.coverboutique.de
Satz: Constanze Kramer, www.coverboutique.de
Fotos: Roland Schmid, München
Titelbild: © vadim_fl, Adobe Stock; © Konradbak, Adobe Stock
Stuhl: Sitness, Topstar GmbH

Herstellung und Verlag:
Amazon Media EU S.à r.l.,
5 Rue Plaetis, L-2338, Luxembourg
ISBN: 978-1-709-72224-0

Wichtiger Sicherheitshinweis und Haftungsausschluss:
Vor Trainingsbeginn musst du durch Rücksprache mit deinem Arzt klären, ob du in der Lage bist, diese Übungen durchzuführen. Trainiere nur bei gutem Wohlbefinden. Bei Schmerzen oder sonstigem Unwohlsein das Training sofort abbrechen und einen Arzt zu Rate ziehen. Trotz sorgfältiger Übungsauswahl und Erprobung kann weder der Autor noch der Verlag für Unfälle, Schäden oder sonstige direkte oder indirekte nachteilige Folgen durch dieses Buch haften.

Das Training erfolgt auf eigene Gefahr.

Hinweis beim Training auf einem Bürostuhl kann es durch Bewegungen des Stuhls zu einer Intensivierung der Übungen kommen. Durch das Wackeln, Drehen oder Rollen des Stuhls kann im Körper eine reflektorische Muskelanspannung ausgelöst werden, die vermehrt tiefliegende Muskelschichten anspricht und zusätzlich Muskeln als Stabilisatoren beansprucht.

Unsere Wünsche sind Vorgefühle der Fähigkeiten,
die in uns liegen, Vorboten desjenigen,
was wir zu leisten imstande sein werden.

Johann Wolfgang von Goethe

Für Mama

VORWORT

Seit einigen Jahren rüttelt Dr. James Levine von der Mayo-Klinik der Arizona State University die Öffentlichkeit mit der These auf ‚Sitzen ist das neue Rauchen': Der moderne Mensch hat sich vom Läufer und Geher zum Sitzenbleiber entwickelt, mit fatalen Auswirkungen für Gesundheit und Lebenserwartung.
Bewegungsmangel durch langes Sitzen erhöht das Risiko für Übergewicht, Bluthochdruck, Herz-Kreislauferkrankungen, Typ-2-Diabetes, Krebserkrankungen sowie für degenerative Erkrankungen des Stütz- und Bewegungsapparates. Nach einer jüngst veröffentlichten OECD-Studie verbringen wir im Schnitt Vierzig Prozent unserer Wachzeit bei sitzenden Aktivitäten. Allein das dadurch begünstigte Übergewicht kostet uns schon 3 Jahre Lebenszeit, ohne andere Risikofaktoren.
Umgekehrt senken bereits geringe Anwendungen von Bewegung und Sport signifikant das Herz-Kreislaufrisiko: Schon täglich acht Minuten intensives Training senken bei übergewichtigen Menschen das Herz-Kreislaufrisiko um bis zu 20 %. Der Effekt tritt schon vor einer Gewichtsabnahme ein, allein durch die Reduktion von Entzündungsparametern.
Mit dieser Trainingsanleitung des erfahrenen Sportwissenschaftlers und Personal Trainers Christopher Luft steht ein Tool zur Verfügung, was ohne Ortswechsel, Sportgeräte und Sportkleidung jederzeit ein 15minütiges, ausgewogenes Training am jeweiligen Sitz- oder Arbeitsplatz ermöglicht, sei es zuhause, unterwegs oder im Büro.
Täglich, über eine nur viertelstündige Bewegungspause durchgeführt, werden u. a. Kraftausdauer trainiert und der Stoffwechsel aktiviert. Ein individuell wählbares Angebot für unterschiedliche Muskelgruppen mit jeweils steigerbaren Schwierigkeitsgraden gewährleistet Trainingsvielfalt und angepaßte Übungsfortschritte für jedes Anforderungsprofil, vom Einsteiger bis zum ambitionierten Sportler.
Werden die Übungen konsequent in den Alltag integriert, so unterstützen sie den Start in ein bewegtes, gesünderes und längeres Leben.

Dr. med. Antje van Aubel

INHALT

EINLEITUNG

Seien wir doch mal ehrlich: Die Wenigsten können sich nach einem anstrengenden Arbeitstag im Büro abends noch zum Vereinssport oder Fitnessstudio aufraffen. Das ist verständlich. Der Arbeitstag war lang, körperlich einseitig und vor allem geistig ermüdend. Die körperliche Leistungsfähigkeit und der Tatendrang nach Sportübungen nehmen in der Regel am Abend ab.

Wie sieht der Alltag aus? Wir fahren mit dem Auto, dem Bus oder der Bahn zur Arbeit. Wir sitzen den ganzen Tag im Büro vor dem Computer und wir fahren abends nach Hause und sitzen auf dem Sofa vor dem Fernseher. Durch den Bewegungsmangel und die andauernde sitzende Haltung können sich Muskeln verkürzen. Sehnen, Bänder und Faszien verlieren ihre Geschmeidigkeit und permanent unterforderte Muskeln verlieren an Kraft. Knochen und Gelenken fehlen regelmäßige Belastungen. Über einen längeren Zeitraum können Verspannungen und muskuläre Dysbalancen zu Schmerzen führen. Daraus entwickelt sich oft ein Teufelskreis aus Schonhaltung und Schmerzverstärkung.

Die Bandscheiben der Wirbelsäule brauchen Bewegung, damit ein Stoffaustausch stattfinden kann. Durch die einseitige Haltung und die monoton sitzende Tätigkeit am Computer fehlen uns komplexe Aufgaben und Herausforderungen für das gesamte motorische System. Unser Bewegungsschatz verkümmert. Die Koordination, Wahrnehmung und Körperhaltung werden schlechter.

Ein weiteres Problem ist der niedrige Energieumsatz bei der Büroarbeit. Bei fehlendem Ausgleich durch Sport oder Bewegung wird über den Lauf der Jahre Übergewicht gefördert, auch wenn die tägliche Kalorienaufnahme jeweils nur leicht erhöht ist.

Die Muskelmasse nimmt ab, der Körperfettgehalt steigt, die Leistungsfähigkeit des Herz-Kreislauf-Systems wird schlechter und der Stoffwechsel verlangsamt sich.

Kommt zusätzlich noch Stress am Arbeitsplatz oder im Privatleben hinzu, kann sich dauerhaft die Spannung der Muskulatur erhöhen.

Schon mit geringem Aufwand ist es möglich, diese Situation zu ändern: Nutze jeden Tag einige Minuten als aktive Bewegungspause für effektive Übungen, um wieder leistungsfähig zu werden und dich wohler zu fühlen.

Mit diesem Ganzkörpertraining kannst du dauerhaft deine Fitness und Gesundheit verbessern: Suche dir jeden Arbeitstag eine Zone des Körpers – zum Beispiel den Rücken – zum Training aus. Warte ein, besser zwei Tage ab, bis du dieselbe Zone erneut trainierst.

Für jede Zone gibt es ein komplettes Workout mit 16 Übungen, aufgeteilt in verschiedene Trainingsbereiche. Im Optimalfall bist du schon leicht aufgewärmt, weil du zum Beispiel gerade ein paar Stockwerke die Treppen hochgestiegen oder durch Flure gelaufen bist. Jetzt wäre ein günstiger Zeitpunkt, mit dem Training zu starten.

- Vor dem eigentlichen Training solltest du eine Aktivierung zur Einstimmung durchführen.
- Die ersten Übungen dienen der Mobilisierung.
- Es folgen funktionale Übungen und Übungen zur Kräftigung.
- Zuletzt kommen Dehnungsübungen.
- Nach Abschluss des Trainings kannst du Übungen zur Entspannung durchführen und gönnst dir die Zeit für beispielsweise eine progressive Muskel-Entspannung oder ein Power-Napping.

Bevor es losgeht noch ein paar Trainingstipps: Achte bei allen Übungen auf eine aufrechte Körperhaltung mit der richtigen Körperspannung. Du solltest versuchen, die Übungen in möglichst großen Bewegungsamplituden durchzuführen, sofern es sich für dich gut anfühlt. Beachte bei der Intensität dein Körpergefühl. Ein leichtes Muskelbrennen am Ende der Übung ist vollkommen in Ordnung. Bei Dehnungsübungen sollte ein angenehmes leichtes Ziehen empfunden werden. Ein guter Gradmesser ist in der Regel das positive eigene Empfinden. Die Länge der Pausen kannst du nach Gefühl steuern. Bei den meisten Übungen solltest du beim Anheben ausatmen und beim Absenken einatmen, um zu viel Druck im Bauchraum zu vermeiden.

Übungsvarianten sind ein wertvolles Mittel gegen Trainingsmonotonie, sie halten dich bei Laune und bieten dir ein abwechslungsreiches Training. Wenn du willst, kannst du ein paar Varianten gleich im Anschluss an die Hauptübung ausprobieren. Jede Übung bietet zahlreiche Möglichkeiten, die frei miteinander kombinierbar sind. Die Varianten werden von links nach rechts anspruchsvoller, was durch den Farbverlauf von grün nach orange dargestellt wird.

Am Arbeitsplatz im Büro gilt es, ein paar Regeln zu beherzigen. Beim dynamischen Sitzen bleiben wir quasi immer in Bewegung, weil es die perfekte Sitzposition nicht gibt. Nach längerem Sitzen in einer aufrechten Körperposition entlastet ein Herumlümmeln im Stuhl die Bandscheiben.
Es ist sinnvoll, verschiedene Stühle zu nutzen oder manche Arbeiten auch an einem Stehpult durchzuführen. Sollten Sitzbälle zum Einsatz kommen, dürfen diese nicht zu lange am Stück genutzt werden, weil sie sich sonst je nach Fitnesszustand durch die Ermüdung nachteilig auswirken. Außerdem solltest du immer wieder kurze aktive Bewegungspausen in den Arbeitstag einbauen und ab und zu die Treppen anstatt dem Fahrstuhl benutzen.

Idealerweise wird das Büro-Workout durch eine gesunde Lebensweise ergänzt, mit regelmäßiger Bewegung, abwechslungsreicher Ernährung, ausreichend Schlaf und der richtigen Balance aus Stress und Erholung.

TRAININGSANLEITUNG: Zonen

Rücken	Der Dreh- und Angelpunkt des Körpers. Am Rücken gibt es oft Probleme, verursacht durch Bewegungsmangel und einer einseitigen Körperhaltung beim Sitzen. Eine ausgewogene Muskulatur und gute Beweglichkeit kompensieren langfristig besser die Alltagsbelastungen.
Bauch und Brust	Bauch und Brust sind wichtige Gegenspieler zur unteren und oberen Rückenmuskulatur. Gerade der quere Bauchmuskel erfüllt wichtige Stabilisierungsfunktionen für die Wirbelsäule. Häufig treten Verkürzungen der Brustmuskulatur auf.
Hüfte und Gesäß	Die Verbindung von Rumpf und unterer Extremität ist auf eine funktionierende Zusammenarbeit der Muskelschlingen und Gelenke angewiesen. Häufig verkürzen die Hüftbeuger. Das Gesäß ist meist muskulär geschwächt.
Beine, Knie und Füße	Auch die unteren Extremitäten sind durch eine starre Körperhaltung und Bewegungsmangel belastet. Beweglichkeitsdefizite, Krämpfe und Durchblutungsstörungen können die Folge sein.
Schulter und Schulterblatt	Die Verbindungen von Schulter, Schulterblatt und Halswirbelsäule bestehen aus komplexen Gelenkstrukturen. Eine gute Beweglichkeit und Stabilität ist notwendig. Die Zwischenschulterblatt-Muskulatur und hintere Schulter sind häufig von einer Abschwächung betroffen.
Nacken und Hals-Wirbel-Säule	Eine starre Kopfhaltung bei der Arbeit am Computer führt häufig zu Problemen im Nackenbereich. Mobilisierung und Kräftigung können mittelfristig entlasten und stabilisieren.
Arme, Hände und Finger	Die einseitige Dauerbelastung wird oft unterschätzt. Es können Krämpfe, Sehnenscheidenentzündungen und Überlastungsbeschwerden auftreten.

TRAININGSANLEITUNG: Grundlagen

Häufigkeit	Jeden Arbeitstag eine Körperzone zum Training aussuchen.
Intensität	Die letzte Wiederholung eines Übungssatzes sollte als anstrengend empfunden werden. Mehrere Sätze sind effektiver als ein einziger Satz. Qualität vor Quantität!
Körperhaltung	Für ‚Vielsitzer' empfehle ich, die Übungen möglichst im Stehen durchzuführen. Die richtige Körperhaltung: aktiver hüftbreiter Stand, Beine leicht gebeugt, Brust raus, Schultern tief, Kopf aufrecht und leichte Körperspannung.
Range of Motion (ROM)	Die Bewegungsamplitude (ROM) sollte möglichst groß sein, um die Kraftentwicklung über die gesamte Gelenkreichweite zu verbessern.
Tempo & Dynamik	Eine gleichmäßige Bewegungsausführung bei moderatem Tempo stellt eine geringere Belastung als eine schnelle explosive Bewegungsausführung dar.
Pausen & Organisation	Die Länge der Pausen nach Gefühl steuern. Möglichst nach einem Satz zur nächsten Übung wechseln (Zirkeltrainingsprinzip).
Atmung	Bei den meisten Übungen empfehle ich die biomechanische Atmung Beim Anheben (Überwinden) ausatmen und beim Absenken (Nachgeben) einatmen. Wenn keine spezifische Atmung empfohlen wird, nach Gefühl atmen.
Variation	Variationen bieten verschiedene Schwierigkeitsgrade und setzen neue Trainingsreize. Die Variationen können untereinander frei kombiniert werden.

TRAININGSANLEITUNG: Ablauf

Aktivierung	Die körperliche und mentale Einstimmung dient vor allem der Reduzierung des Verletzungsrisikos und der Vorbereitung auf die nachfolgenden Belastungen.
Mobilisierung	Es geht um die Verbesserung von Beweglichkeit und Körperwahrnehmung. Außerdem dient das Training der Steigerung der Tiefensensibilität und einem vertieften neuromuskulären Aufwärmen.
Funktionales Training (FT)	FT trainiert vor allem die neuromuskuläre und energetische Interaktion und Vernetzung von vertikalen, horizontalen und spiralförmigen Muskelschlingen beziehungsweise Muskelketten. Bewegungen werden kraftvoller, ökonomischer und geschmeidiger. Häufig ist ein positiver Alltagstransfer der Fertigkeiten möglich. Zusätzlich fördern diese Übungen durch ihre hohe Belastungskomplexität die Tiefenmuskulatur, Differenzierungsfähigkeit und das Gleichgewicht.
Kräftigung	Krafttraining hat eine Vielzahl von positiven Effekten auf die Gesundheit. Wie die Takelage den Mast eines Segelbootes im Lot hält, stabilisiert die Muskulatur die Wirbelsäule mit einem tiefliegenden Geflecht aus Muskeln. Im Zusammenspiel mit den mittleren und oberflächlichen Muskelschichten werden so vielfältigste Halte-, Stütz- und Bewegungsfunktionen ermöglicht.
Dehnung	Verbesserung der Beweglichkeit und Gelenkigkeit sowie Reduzierung muskulärer Dysbalancen und Senkung des Muskeltonus. In Kombination mit Kraft- und Koordinationstraining wird eine Verbesserung der Körperhaltung erzielt.
Entspannung	Als Ausgleich und zum Ausklang der körperlichen Belastung. Beschleunigt die Regenerationsprozesse und dient einer rascheren Erholung.

1.
AKTIVIERUNG

1.1 EXTENSION

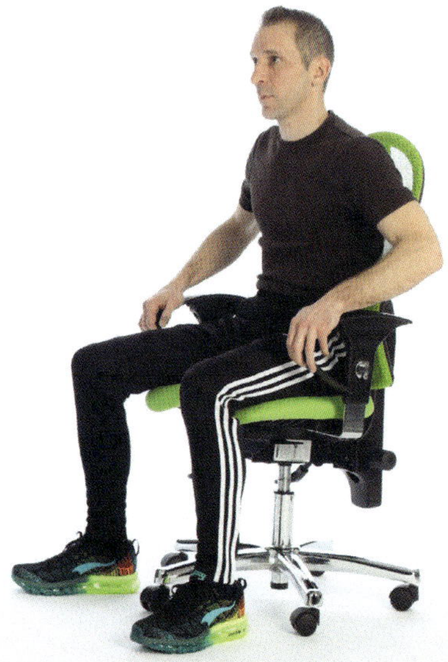

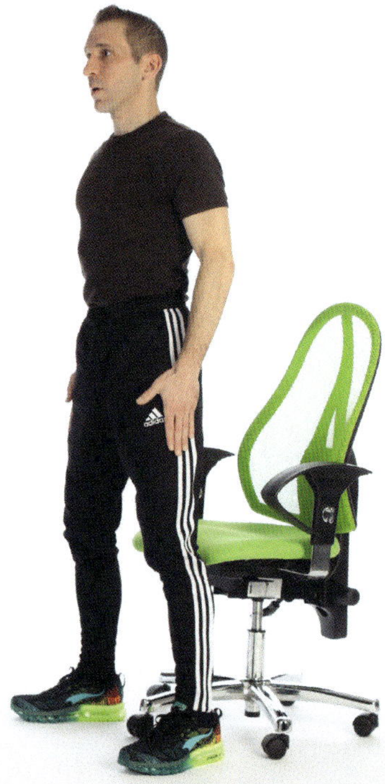

Übung	**Aufstehen und Hinsetzen.**
ROM	Die Bewegungsamplitude (ROM Range of Motion) ist nach unten durch die Sitzfläche begrenzt. Beim Startpunkt die Beine leicht gebeugt lassen.
Hinweis	Der ersten Übung sollte möglichst ein kurzer Spaziergang als Warming Up vorausgehen.
Atmung	Bei der Übung ruhig weiteratmen. Wenn bei einer Übung keine spezielle Atmung empfohlen wird, ganz normal nach Gefühl weiteratmen.
Wirkung	Aktivierung der Bein- und Hüftmuskulatur. Allgemeine psychische und physische Einstimmung und Vorbereitung auf die nachfolgenden Belastungen.

Anzahl	10	
Sätze	1	
Tempo	langsam	mittel

1.2 FLEXION

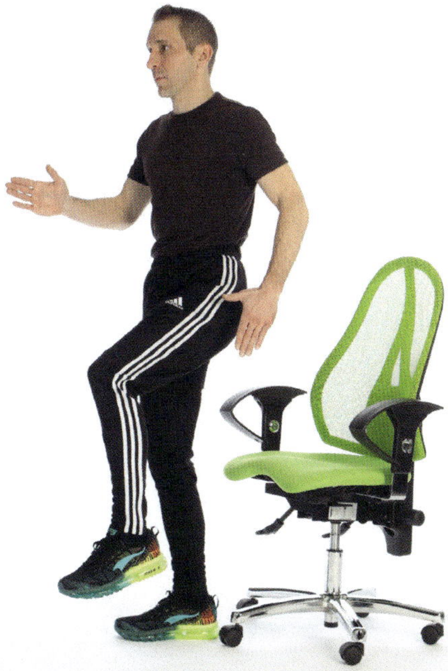

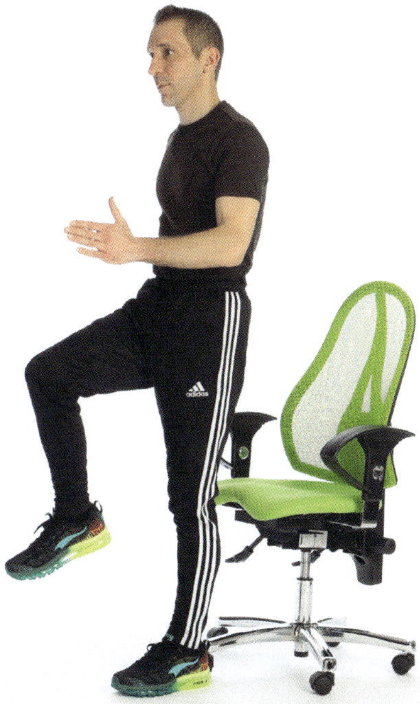

Übung	**Auf der Stelle gehen.**
ROM	Die Bewegungsamplitude möglichst groß gestalten. Die Arme und Beine aktiv gegenläufig nach oben bewegen.
Hinweis	Die Übungen müssen sich gut anfühlen. Grundsätzlich darf keine Übung unangenehm sein, und es dürfen keine Schmerzen auftreten. Auch beim Übungstempo darfst und sollst du auf dein Körpergefühl und deinen Trainingsinstinkt hören.
Atmung	Bei der Übung ruhig weiteratmen.
Wirkung	Aktivierung der Bein- und Armmuskulatur. Vorbereitung des Stoffwechsels, der Energiebereitstellung und des Herz-Kreislauf-Systems auf folgende Belastungen.

Anzahl	10	
Sätze	1	
Tempo	langsam	mittel

1.3 ZIRKUMDUKTION

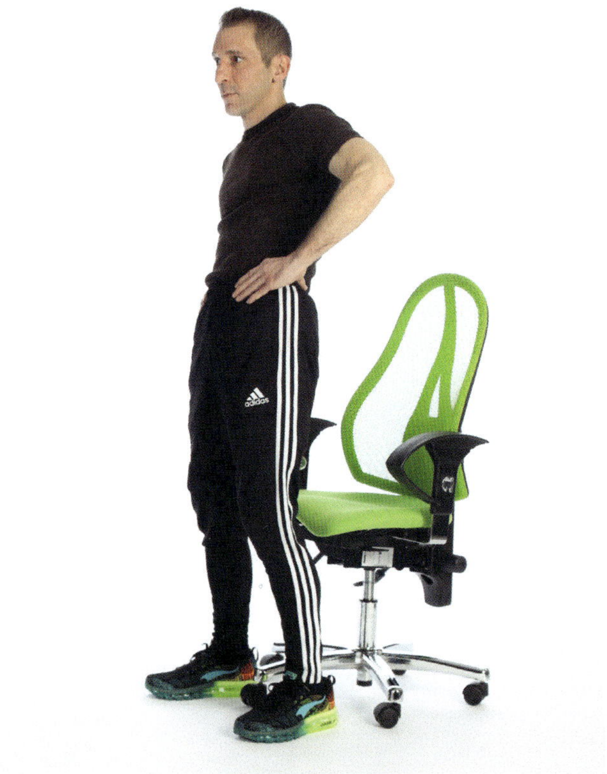

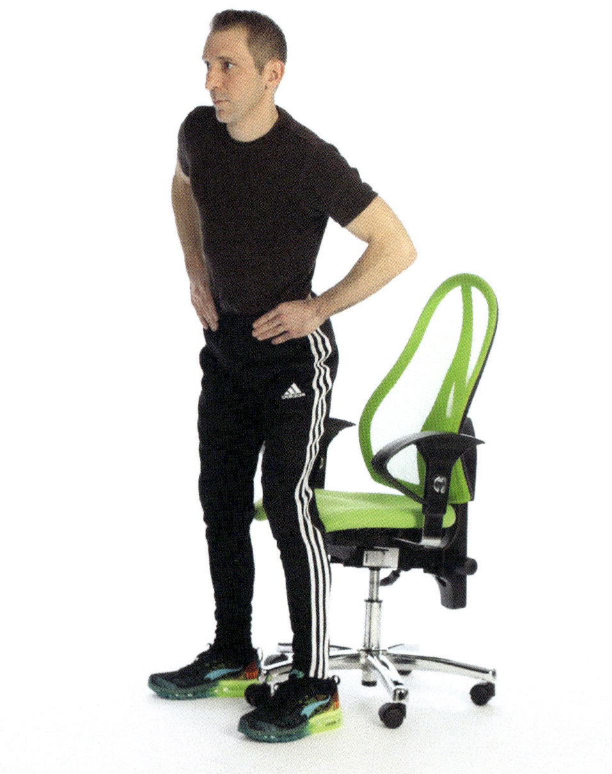

Übung	**Die Hüfte rechts und links herum kreisen.**
ROM	Die Bewegungsamplitude kann bei den meisten Übungen im Laufe der Zeit gesteigert werden.
Hinweis	Die Hüfte in beide Richtungen kreisen. Falls möglich, Übungen immer in beide Richtungen durchführen.
Atmung	Bei der Übung ruhig weiteratmen.
Wirkung	Aktivierung der Hüfte, der unteren Rückenmuskulatur und der Bauchmuskulatur. Vermehrte Ausschüttung von Gelenkflüssigkeit zum besseren Schmieren der Gelenke.

Anzahl	10	
Sätze	1	
Tempo	langsam	mittel

1.4 ZIRKUMDUKTION

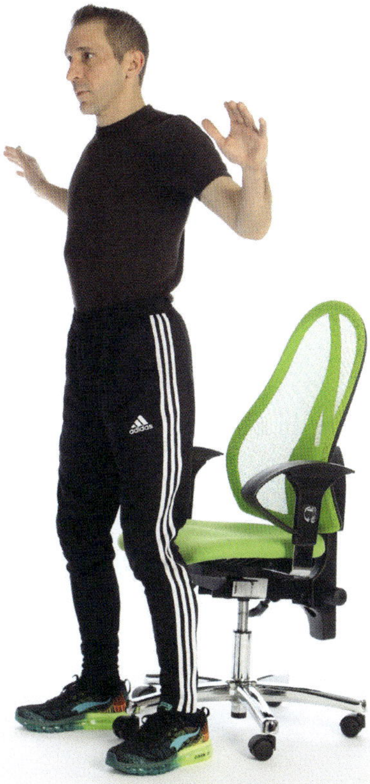

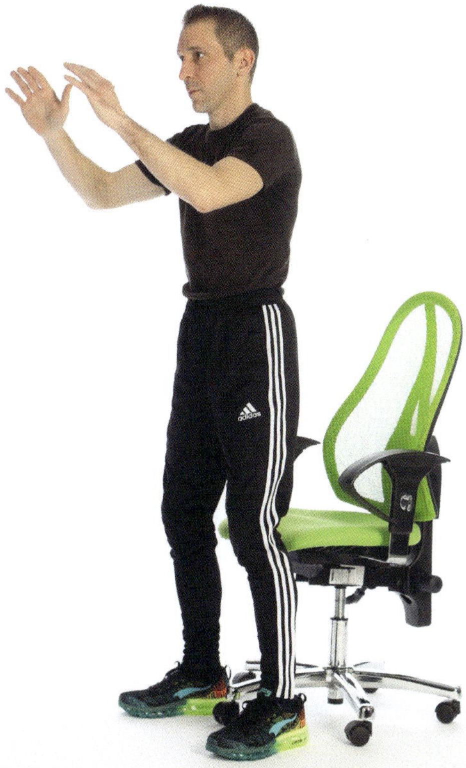

Übung	**Den Arm vorwärts und rückwärts kreisen.**
ROM	Die Bewegungsamplitude darf groß sein. Auf das Körpergefühl hören.
Hinweis	Die Variante „gleichzeitig einen Arm vorwärts und einen Arm rückwärts kreisen" verbessert die Koordination.
Atmung	Bei der Übung ruhig weiteratmen.
Wirkung	Aktivierung der Arm- und Schultermuskulatur sowie Vorbereitung des Schulterblatts. Neuromuskuläre und koordinative Aktivierung des Schultergürtels.

Anzahl	10	
Sätze	1	
Tempo	langsam	mittel

1.5 FLEXION

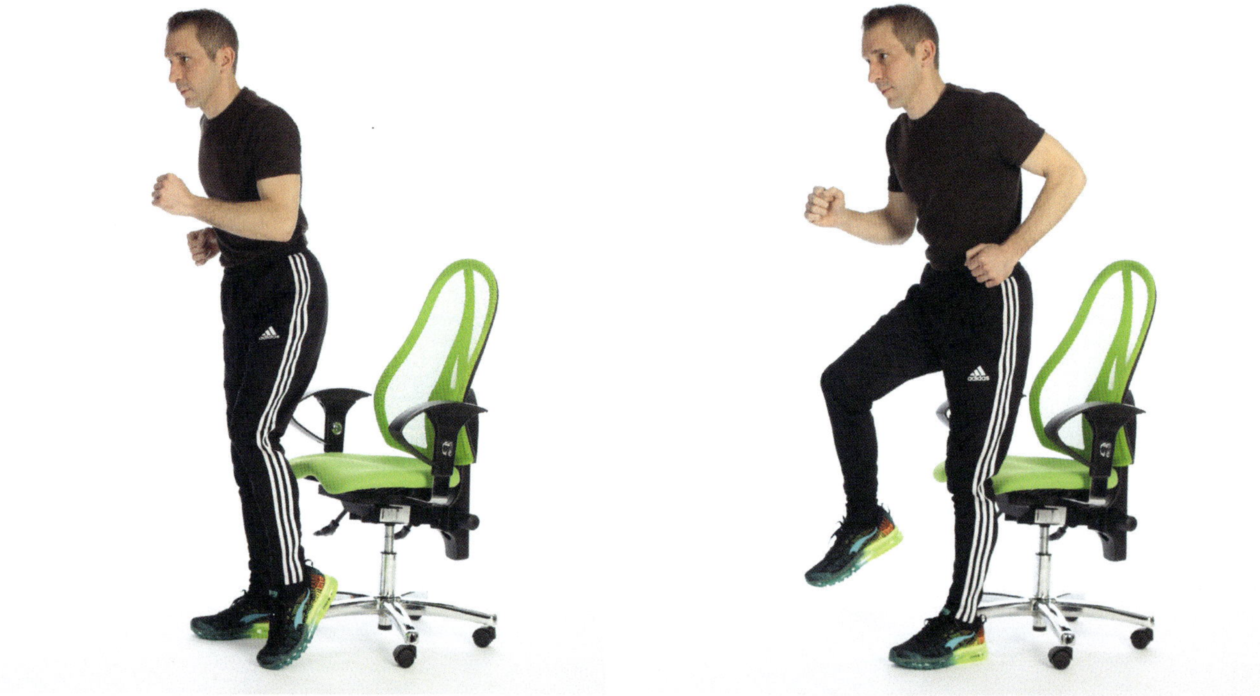

Übung	**Mit aktivem Arm- und Beineinsatz auf der Stelle laufen.**
ROM	Die Bewegungsamplitude möglichst groß gestalten. Aktiver Arm und Beineinsatz. Auf eine aufrechte Kopf- und Körperhaltung achten.
Hinweis	Die Angaben sind nur ein Richtwert. Du kannst die Wiederholungszahl oder Dauer einer Übung selbständig an deine Fähigkeiten anpassen.
Atmung	Bei der Übung ruhig weiteratmen
Wirkung	Aktivierung des Herz-Kreislauf-Systems. Vorbereitung von Stoffwechsel, Energiebereitstellung und Hormonsystem einschließlich besserer Durchsaftung des Gewebes.

Anzahl	10	
Sätze	1	
Tempo	langsam	mittel

1.6 EXTENSION

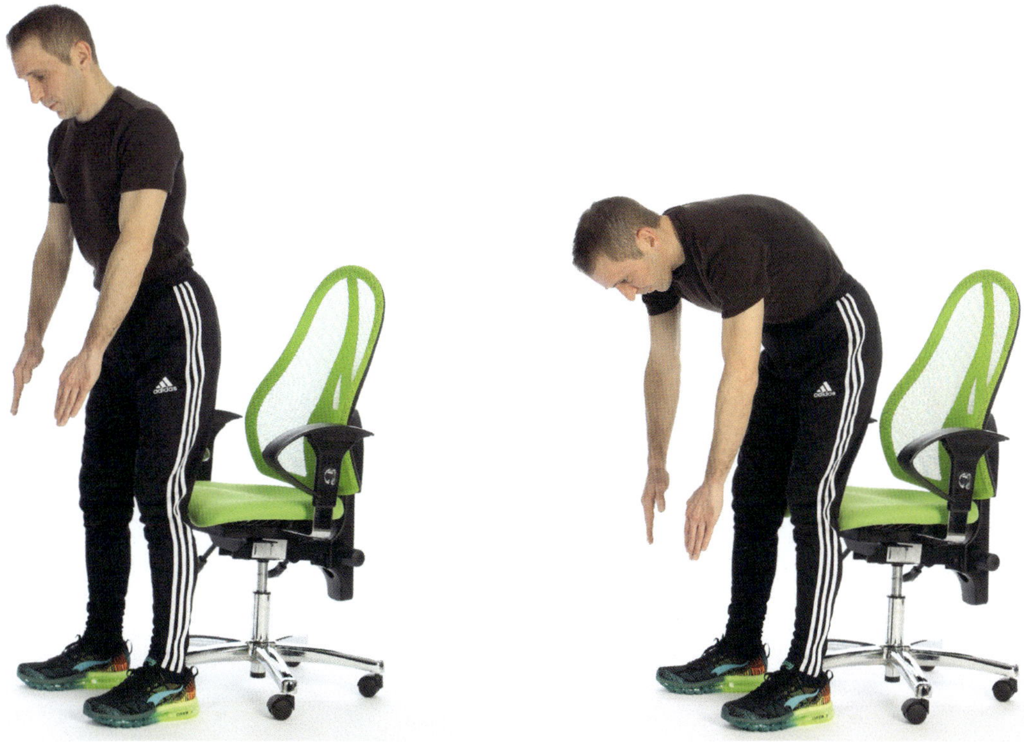

Übung	**Den Rumpf beugen und strecken.**
ROM	Die Bewegungsamplitude ist relativ klein. Nur eine kleine wippende Bewegung durchführen.
Hinweis	Der Rücken ist rund. Die Beine sind bei dieser Übung leicht gebeugt oder gestreckt. Einen lockeren Rhythmus finden.
Atmung	Bei der Übung ruhig weiteratmen.
Wirkung	Aktivierung der unteren Rücken- und Hüftmuskulatur. Muskuläre Aktivierung der Oberschenkelrückseite. Vorbereitung der Muskeln und Faszien des Rückens. Anregung des Herz-Kreislauf-Systems.

Anzahl	10	
Sätze	1	
Tempo	langsam	mittel

2.
RÜCKEN

2.1 EXTENSION

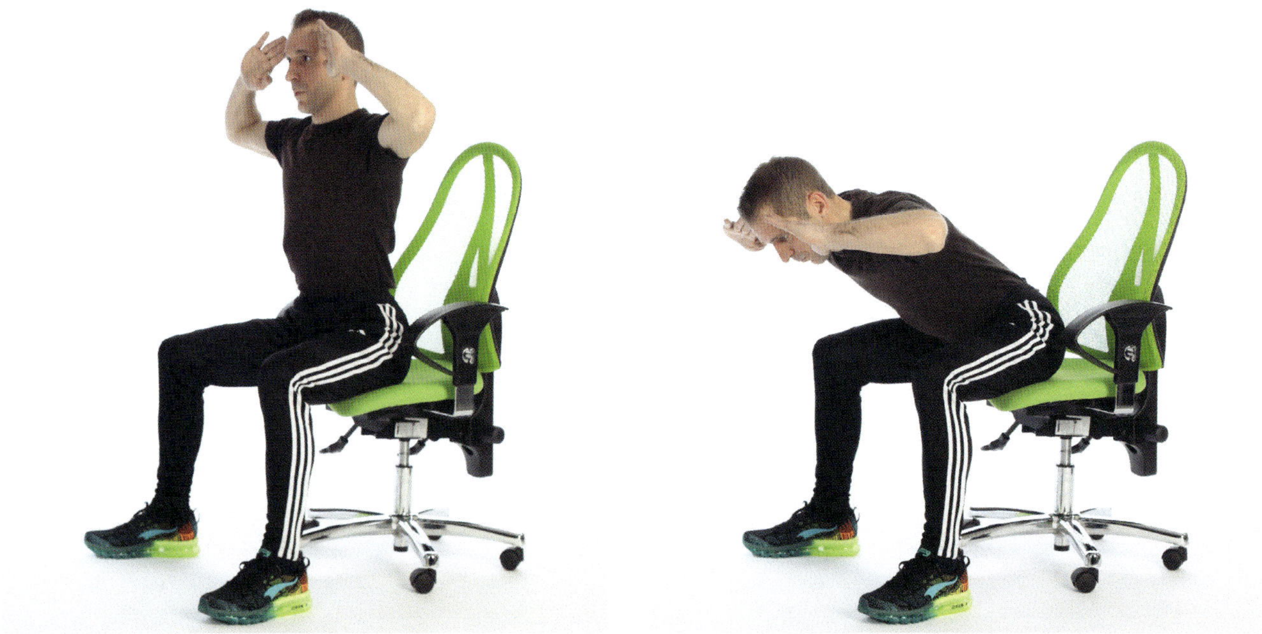

Übung	**Den Rumpf absenken und anheben.**
ROM	Den Rumpf auf ca. 45 Grad nach vorne absenken und danach wieder komplett aufrichten. Am Startpunkt nicht mit Schwung über die aufrechte Position hinaus federn.
Hinweis	Der Rücken ist gerade oder im leichten Hohlkreuz. Den Fußabstand so wählen, dass die Übung angenehm ist.
Atmung	Beim Anheben ausatmen und beim Absenken einatmen.
Wirkung	Mobilisierung der Hüfte der Oberschenkelrückseite und der unteren Rückenstreckmuskulatur.

Anzahl	10		
Sätze	1		
Position	sitzen	stehen	
Tempo	langsam		
Arme:	gekreuzt	an den Schläfen	ausgestreckt

2.2 ROTATION

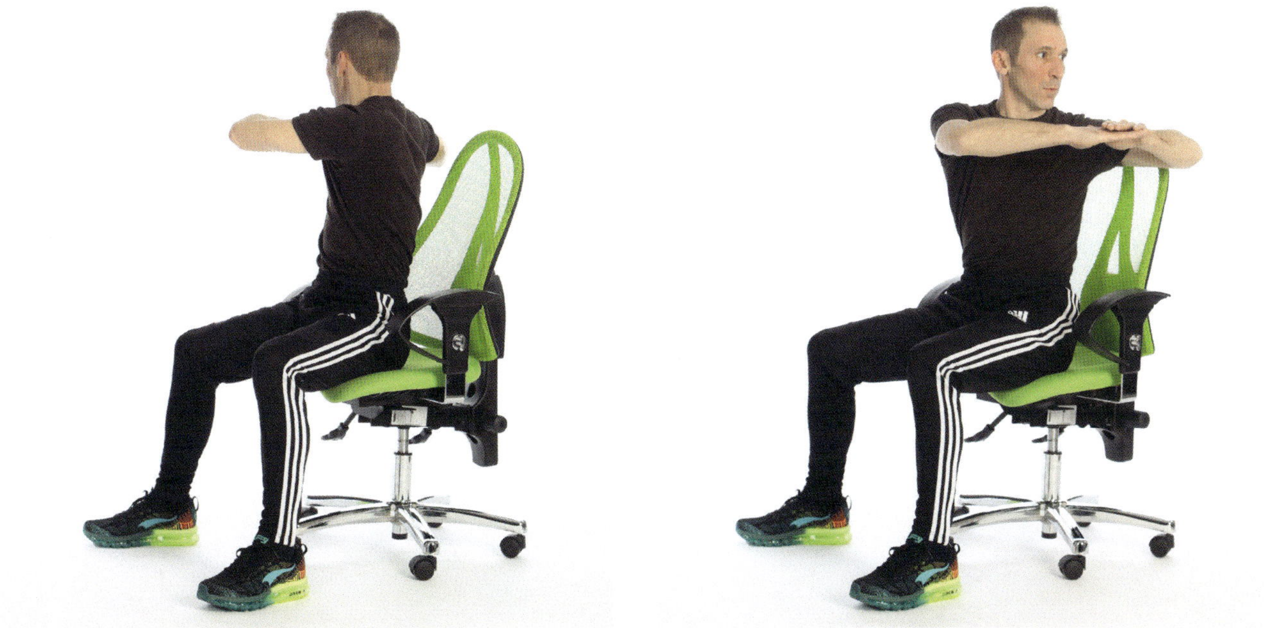

Übung	**Den Rumpf von einer Seite zur anderen Seite drehen.**
ROM	Die Bewegungsamplitude nach Gefühl gestalten.
Hinweis	Erst einen langsamen und gleichmäßigen Rhythmus finden, der sich gut anfühlt. Eine wippende, federnde Bewegung am Umkehrpunkt sollte hier vermieden werden. Eine aufrechte Körperhaltung ist wichtig.
Atmung	Bei der Übung ruhig weiteratmen.
Wirkung	Mobilisierung der Lenden- und Brustwirbelsäule sowie des seitlichen und schrägen Bauches.

Anzahl	10	
Sätze	1	
Position	sitzen	stehen
Tempo	langsam	

2.3 EXTENSION

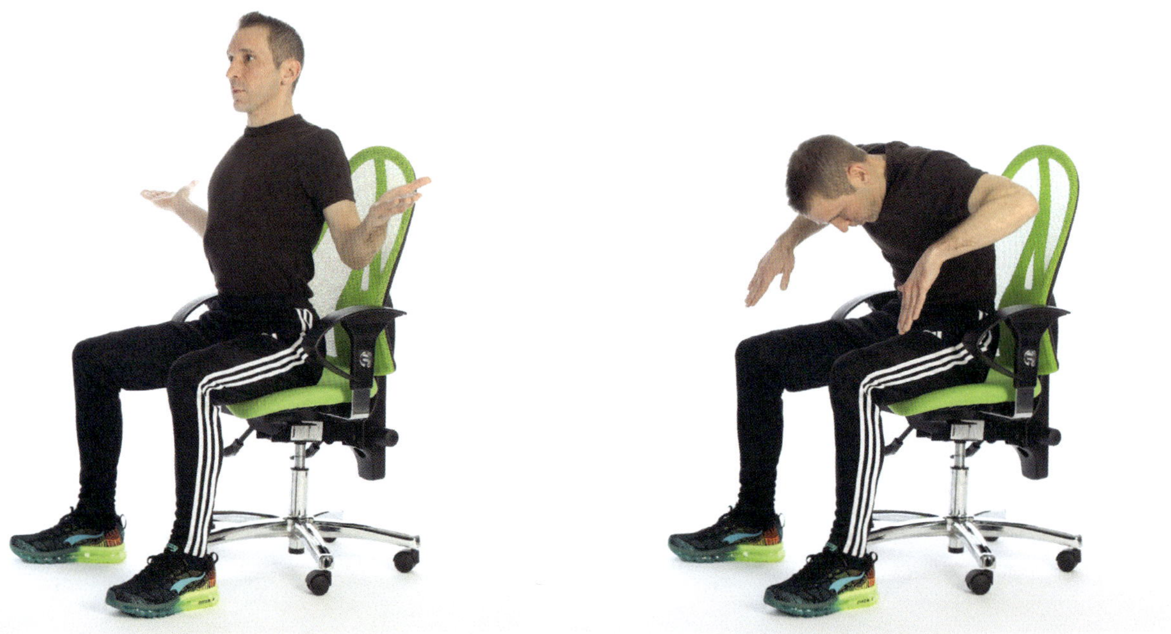

Übung	**Halswirbelsäule, Brustwirbelsäule und Lendenwirbelsäule Wirbel für Wirbel einrollen und aufrollen.**
ROM	Die Bewegungsamplitude möglichst ausnutzen und behutsam erweitern.
Hinweis	Beim Einrollen der Wirbelsäule die Hände einwärts drehen und beim Aufrollen die Hände auswärts drehen. Die Bewegung langsam und konzentriert durchführen. Als Variante können die Augen geschlossen werden.
Atmung	Beim Einrollen ausatmen und beim Aufrollen einatmen.
Wirkung	Mobilisierung der Wirbelsäule und multisegmentale Verbesserung der Gelenkartikulation.

Anzahl	10	
Sätze	1	
Position	sitzen	stehen
Tempo	langsam	

2.4 LATERAL FLEXION

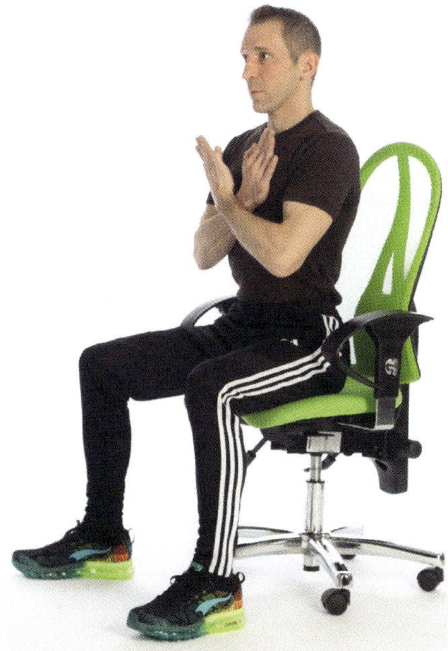

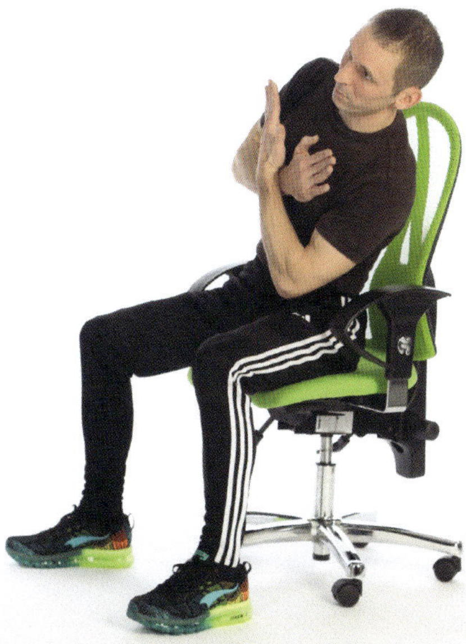

Übung	**Den Rumpf seitlich absenken und anheben.**
ROM	Die Bewegungsamplitude mit der Zeit langsam steigern, aber nicht übertreiben. Die Variante mit gekreuzten Armen am Körper hat weniger Hebelwirkung als gebeugt über Kopf.
Hinweis	Die Körperhaltung ist und bleibt während der Übung aufrecht. Kontrolliert, gleichmäßig und ohne Schwung üben. Auf ausreichend Körperspannung im Rumpf achten.
Atmung	Beim Anheben ausatmen und beim Absenken einatmen.
Wirkung	Mobilisierung Rückenstrecker, seitlicher und schräger Bauchmuskel sowie Verbesserung der Gelenkartikulation.

Anzahl	10	
Sätze	1	
Position	sitzen	stehen
Tempo	langsam	
Arm:	gekreuzt	gebeugt über Kopf

2.5 EXTENSION/FLEXION

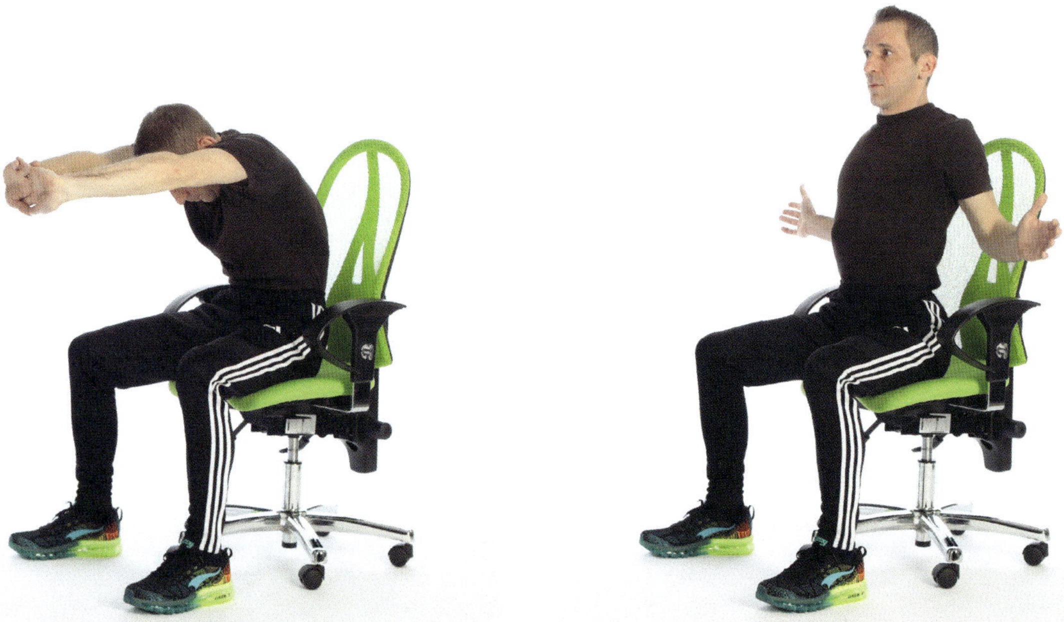

Übung	**Wechsel von „Katzenbuckel" und „Pferderücken".**
ROM	Die Bewegungsamplitude im Verlauf der Übung etwas steigern, aber nicht übertreiben.
Hinweis	Eine kontrollierte, langsame Bewegung durchführen. Bewusst ins Hohlkreuz gehen und wieder zurück. Der Kopf bleibt immer in Verlängerung der Wirbelsäule.
Atmung	Beim „Katzenbuckel" ausatmen und beim „Pferderücken" einatmen.
Wirkung	Mobilisierung der Brust- und Lendenwirbelsäule. Verbesserung der Beweglichkeit der Wirbelsäule.

Anzahl	10	
Sätze	1	
Position	sitzen	stehen
Tempo	langsam	

2.6 EXTENSION/ROTATION

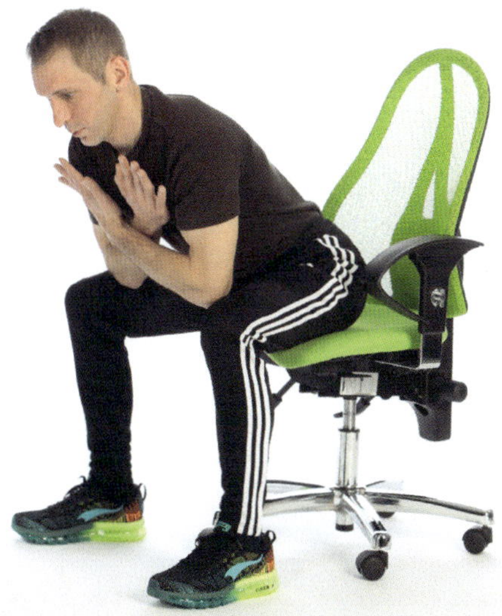

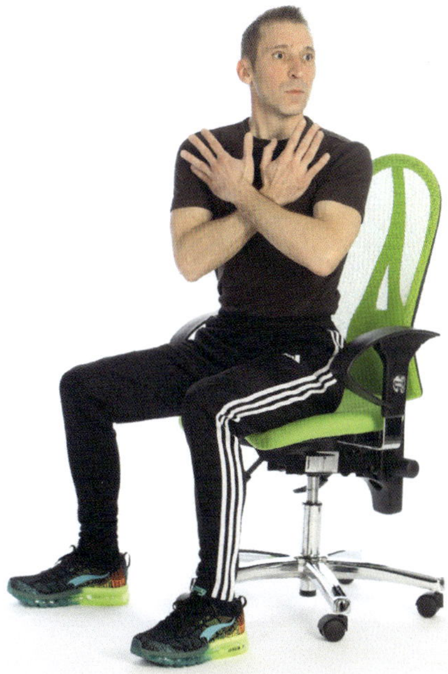

Übung	**Den Rumpf anheben, leicht nach außen drehen und den Rumpf absenken, leicht nach innen drehen.**
ROM	Die Bewegungsamplitude im Laufe der Zeit etwas erweitern.
Hinweis	Der Rücken ist gerade. Mit Gefühl üben. Extrem schnelle, schwungvolle Bewegungen sollten unterlassen werden.
Atmung	Beim Anheben ausatmen und beim Absenken einatmen.
Wirkung	Mobilisierung von Rücken und Hüfte. Multidirektionale Mobilisierung von Brust- und Lendenwirbelsäule.

Anzahl	10		
Sätze	1		
Position	sitzen	stehen	
Tempo	langsam		
Fuß:	hüftbreit	Schrittstellung	eng oder weit

2.7 EXTENSION

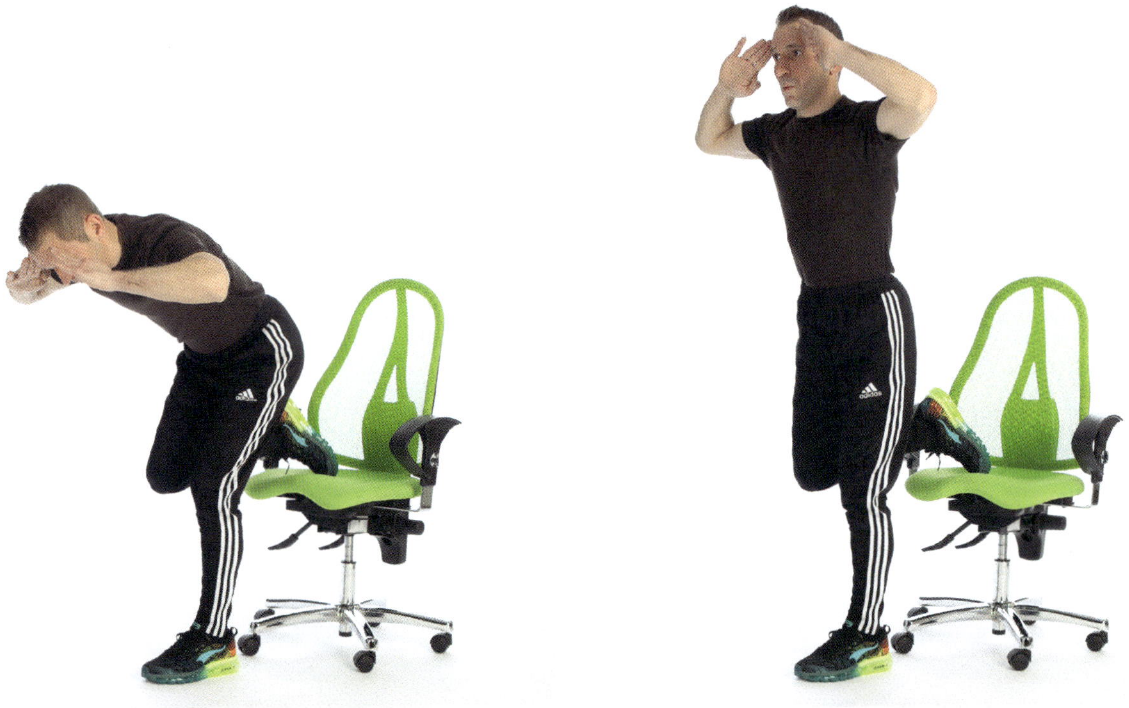

Übung **Den Rumpf anheben und absenken.**

ROM Der Rücken darf auf ca. 90 Grad abgesenkt werden.

Hinweis Die sogenannten Good Mornings können als Variante mit einer leichten Rotation des Rumpfes durchgeführt werden.

Atmung Beim Anheben ausatmen und beim Absenken einatmen.

Wirkung Funktionales Training der Muskelkette Rücken, Hüfte und Beine. Verbesserung von Gleichgewicht und Stärkung der Tiefenmuskulatur.

Anzahl	10	15	
Sätze	1	2	
Tempo	langsam	mittel	
Arm:	gekreuzt	an die Schläfen	ausgestreckt
Rumpf:	gerade	mit Rotation	

2.8 LATERAL FLEXION

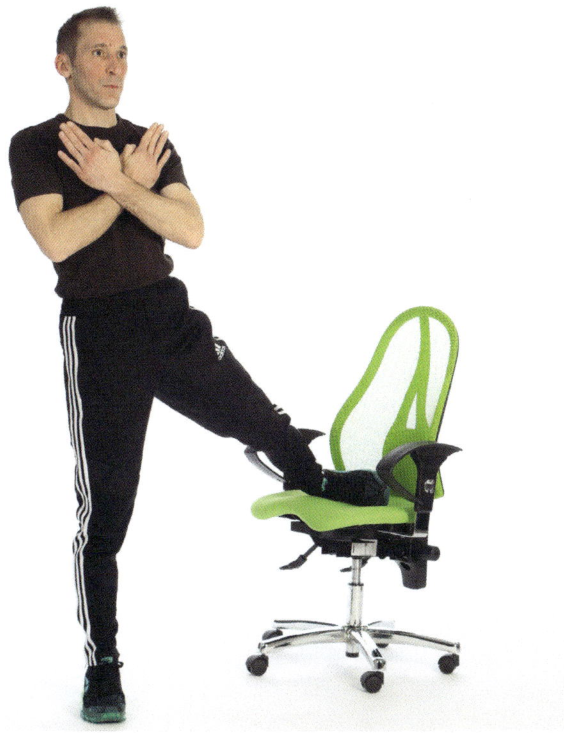

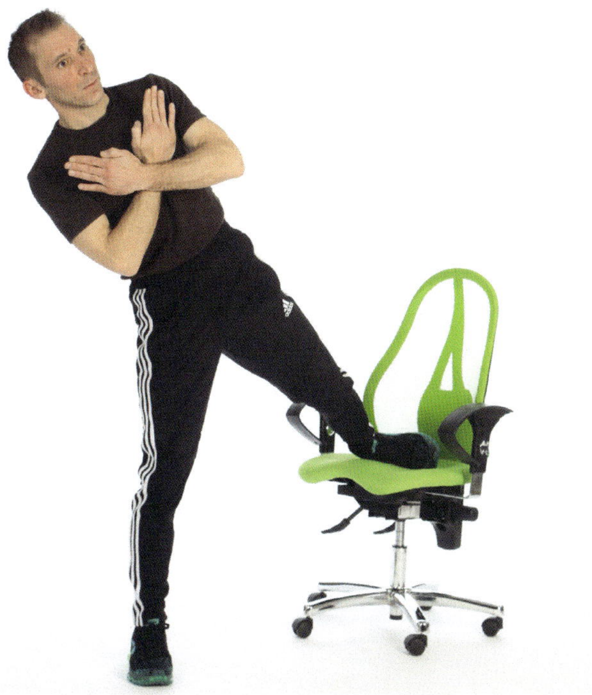

Übung	**Den Rumpf seitlich absenken und anheben.**
ROM	Die Bewegungsamplitude zu Beginn klein gestalten. Im Laufe der Zeit behutsam erweitern, aber eine Maximierung unbedingt vermeiden.
Hinweis	Der Oberkörper ist und bleibt während der Übungsausführung aufrecht. Ohne Schwung durchführen. Ein Schließen der Augen während der Übung als Variante fördert zusätzlich das Gleichgewicht.
Atmung	Beim Anheben ausatmen und beim Absenken einatmen.
Wirkung	Funktionales Training der Muskelkette von Rücken, Bauch.

Anzahl	10	15
Sätze	1	2
Tempo	langsam	mittel
Arm:	gekreuzt	gebeugt über Kopf

2.9 FLEXION

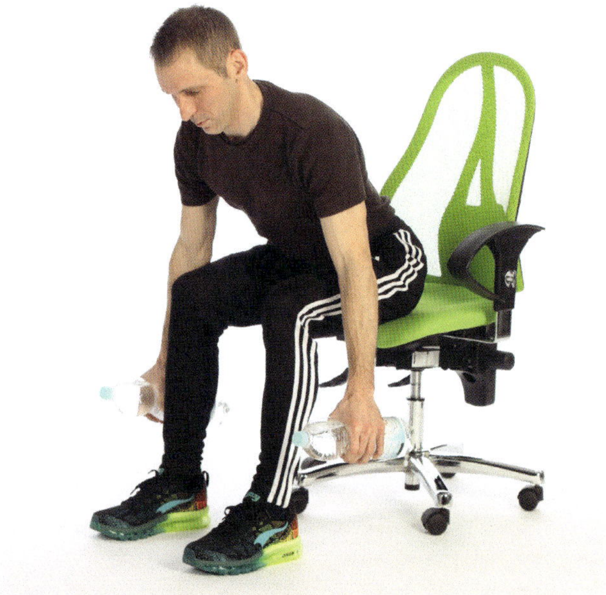

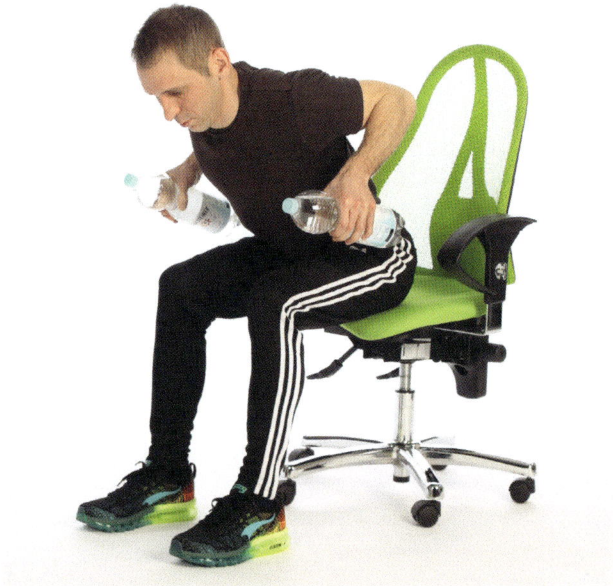

Übung	**Den Arm anheben und absenken.**
ROM	Die Bewegungsamplitude nach eigenem Ermessen steuern.
Hinweis	Der Rücken ist gerade oder im leichten Hohlkreuz und ca. im 45-Grad-Winkel vorgeneigt. Beim Neutral-Griff (siehe Bild) zeigen die Handflächen nach innen.
Atmung	Beim Anheben ausatmen und beim Absenken einatmen.
Wirkung	Kräftigung des breiten Rückenmuskels und des Armbeugers.

Anzahl	10	15	20
Sätze	1	2	3-4
Position	sitzen	stehen	einbeinig
Tempo	langsam	mittel	schnell/explosiv
Griff	neutral	Oberhand	Unterhand
Form	gleichzeitig	abwechselnd	alternierend

2.10 FLEXION

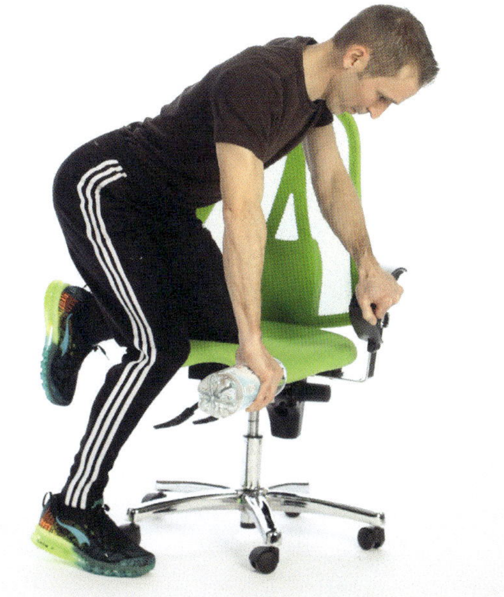

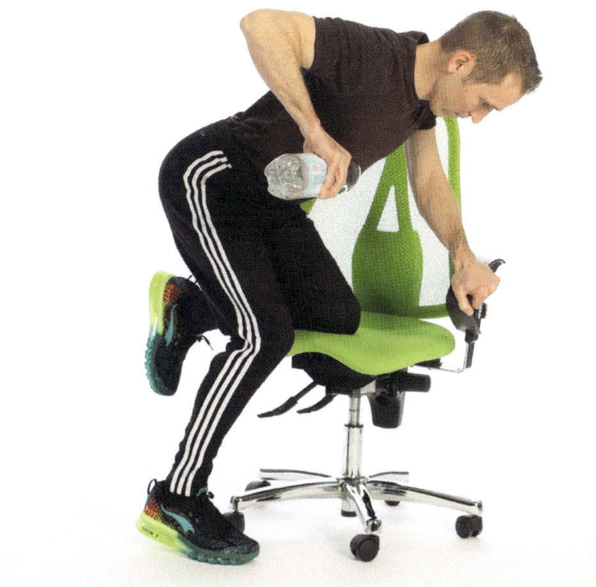

Übung	**Den Arm anheben und absenken.**
ROM	Die Arme nicht komplett durchstrecken. Das Ellbogengelenk bleibt am Startpunkt immer minimal gebeugt.
Hinweis	Der Rücken ist gerade oder im leichten Hohlkreuz und möglichst parallel zum Boden. Der Arm stützt den Oberkörper ab. Beim Oberhandgriff zeigen die Handflächen nach unten, beim Unterhandgriff zeigen die Handflächen nach oben.
Atmung	Beim Anheben ausatmen und Absenken einatmen.
Wirkung	Kräftigung des breiten Rückenmuskels und des Armbeugers.

Anzahl	10	15	20
Sätze	1	2	3-4
Tempo	langsam	mittel	schnell/explosiv
Griff	neutral	Oberhand	Unterhand

2.11 FLEXION

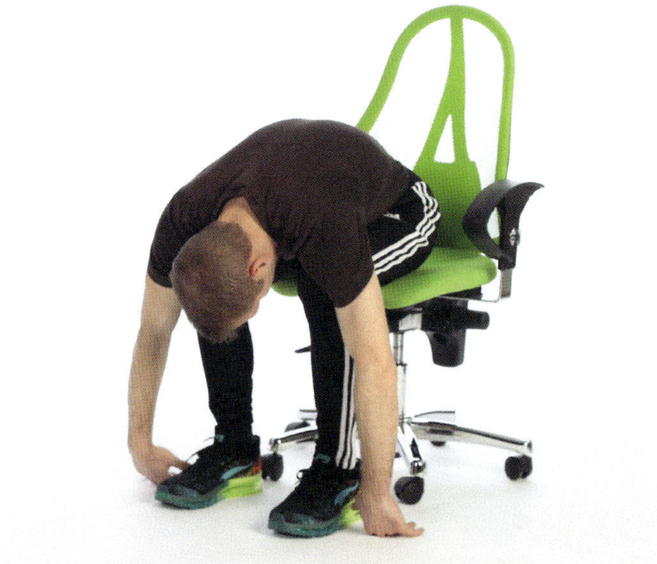

Übung	**Den Rumpf sanft beugen und halten.**
ROM	Die Bewegungsamplitude kann, sofern es gut tut, groß sein.
Hinweis	Langsames Einnehmen, Halten und Lösen der Dehnposition. Abrupte und schwungvolle Bewegungen sollten vermieden werden. Die Entspannung genießen.
Atmung	Bei der Übung ruhig weiteratmen.
Wirkung	Dehnung des unteren Rücken.

Dauer:	10 Sekunden	20 Sekunden	30 Sekunden
Sätze	1		
Position	sitzen	stehen	
Tempo	langsam		

2.12 EXTENSION

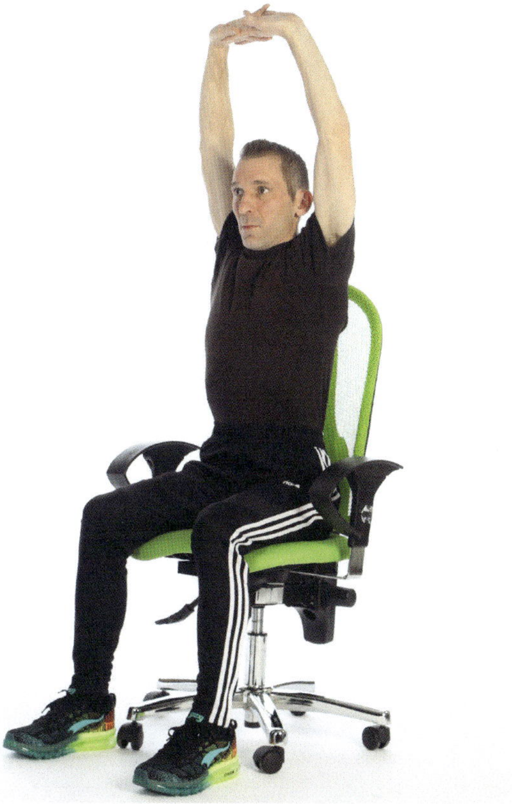

Übung	**Den Rumpf sanft nach oben strecken und halten.**
ROM	Die Bewegungsamplitude möglichst groß gestalten.
Hinweis	Den Dehnungsreiz nur solange aufrechterhalten, wie es angenehm ist. Auf eine gerade Kopfhaltung achten. Die Finger ineinander verschränken, um die Intensität der Übung zu steigern.
Atmung	Bei der Übung ruhig weiteratmen.
Wirkung	Dehnung des breiten Rückenmuskels und der Schulter.

Dauer:	10 Sekunden	20 Sekunden	30 Sekunden
Sätze	1		
Position	sitzen	stehen	
Tempo	langsam		

2.13 ROTATION

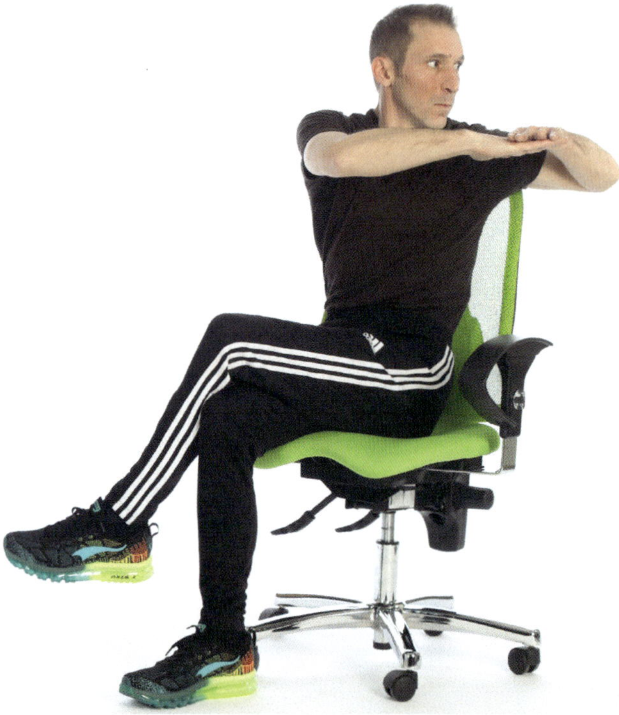

Übung	**Den Rumpf sanft zur Seite drehen und halten.**
ROM	Die Bewegungsamplitude im Laufe der Zeit etwas steigern. Eine Maximierung der Beweglichkeit im Sinne einer Überbeweglichkeit sollte vermieden werden.
Hinweis	Das Bein überschlagen, um mehr Intensität auszuüben. Die Übungen müssen sich fortwährend gut anfühlen. Ein leichter Dehnungsreiz ist ausreichend.
Atmung	Bei der Übung ruhig weiteratmen.
Wirkung	Dehnung der Lenden- und Brustwirbelsäule sowie des seitlichen und schrägen Bauchs.

Dauer:	10 Sekunden	20 Sekunden	30 Sekunden
Sätze	1		
Position	sitzen	stehen	
Tempo	langsam		

2.14 LATERAL FLEXION

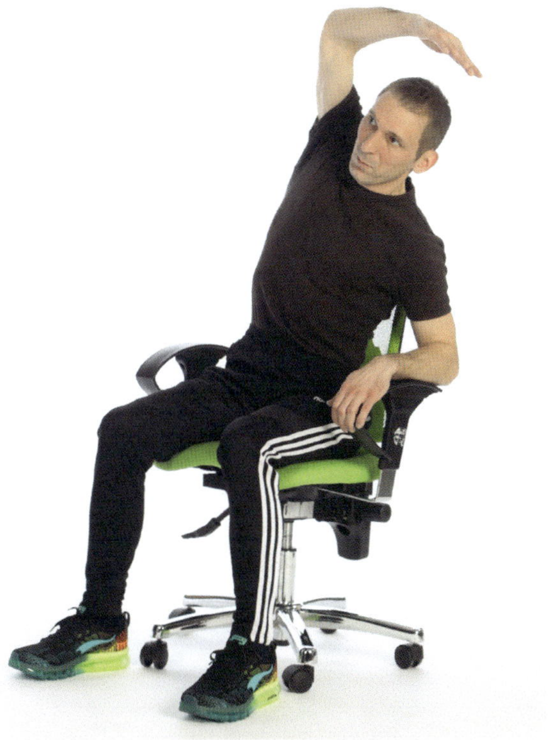

Übung	**Den Rumpf sanft seitlich beugen und halten.**
ROM	Die Bewegungsamplitude ist klein. Die Beweglichkeit sollte immer in einem optimalen Maß entwickelt werden.
Hinweis	Die Variante mit gebeugtem Arm nach oben hat mehr Hebelwirkung und damit mehr Intensität.
Atmung	Bei der Übung ruhig weiteratmen.
Wirkung	Dehnung des seitlichen und schrägen Bauchs sowie Anteile des Rückens.

Dauer:	10 Sekunden	20 Sekunden	30 Sekunden
Sätze	1		
Position	sitzen	stehen	
Tempo	langsam		
Arm:	gekreuzt	gebeugt nach oben	

2.15 ABDUKTION

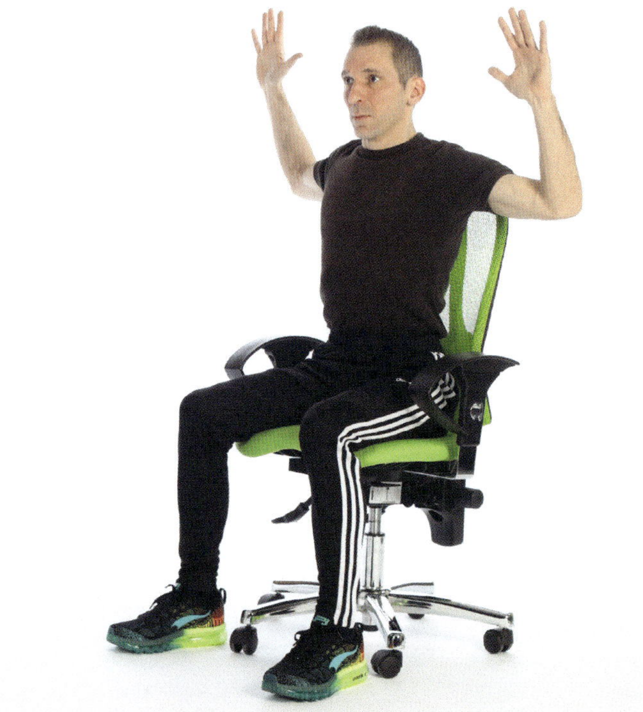

Übung	**Den Arm sanft nach hinten abspreizen und halten.**
ROM	Die Bewegungsamplitude nach Gefühl steuern.
Hinweis	Die Arme ca. im 90-Grad-Winkel in Form eines U halten. Ohne Schwung durchführen, gleichmäßig und kontrolliert dehnen. Auf eine aufrechte Kopf- und Körperhaltung achten.
Atmung	Bei der Übung ruhig weiteratmen.
Wirkung	Dehnung der Brust, Öffnung der Schulter und Verbesserung der Körperhaltung. Aufrichtung der Brustwirbelsäule.

Dauer:	10 Sekunden	20 Sekunden	30 Sekunden
Sätze	1		
Position	sitzen	stehen	
Tempo	langsam		
Arm:	gebeugt	ausgestreckt	

2.16 REKLINATION

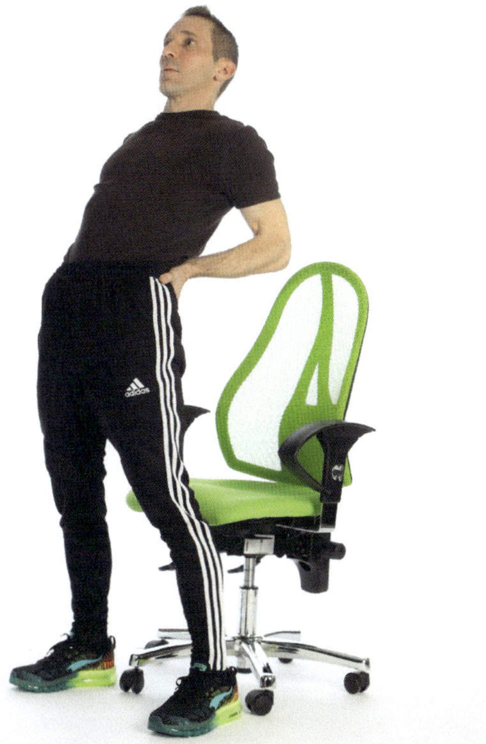

Übung	**Die Hüfte sanft nach vorne schieben und halten.**
ROM	Die Bewegungsamplitude nur so groß gestalten, dass ein angenehmer Zug entsteht. Nur so lange halten, wie ein wohltuender Dehnungsreiz entsteht.
Hinweis	Kein Durchfedern am Umkehrpunkt, langsames Einnehmen und Halten der Dehnposition.
Atmung	Bei der Übung ruhig weiteratmen.
Wirkung	Dehnung des Hüftdarmbeinmuskels, der Hüfte und des unteren Rückens.

Dauer:	10 Sekunden	20 Sekunden	30 Sekunden
Sätze	1		
Position	sitzen	stehen	
Tempo	langsam		

3. BAUCH UND BRUST

3.1 FLEXION

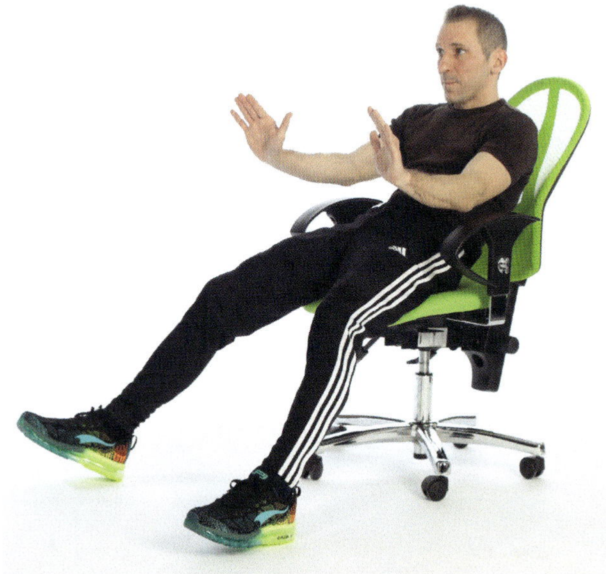

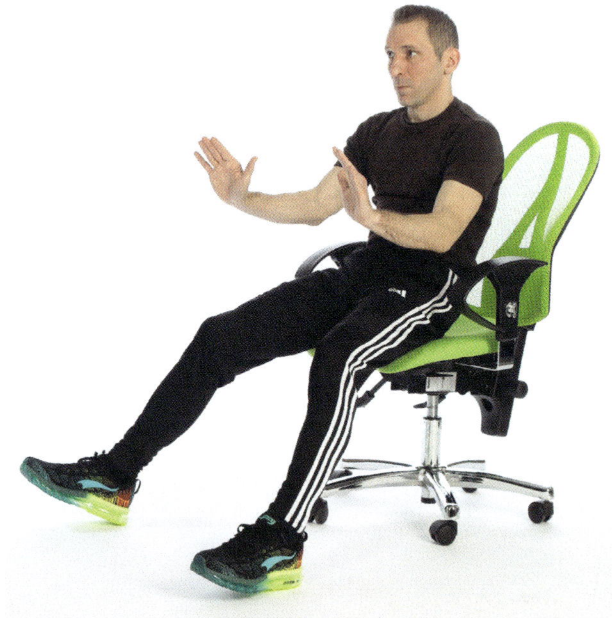

Übung	**Den Rumpf etwas anheben und absenken.**
ROM	Der Übungsweg ist relativ klein. Die Rückenlehne für mehr Bewegungsfreiheit ganz nach hinten stellen. Möglichst tief am Startpunkt beginnen.
Hinweis	Bei den sogenannten Crunches erfolgt eine kontrollierte Einrollbewegung aus der oberen Wirbelsäule.
Atmung	Beim Anheben ausatmen und beim Absenken einatmen.
Wirkung	Mobilisierung der geraden Bauchmuskulatur.

Anzahl	10		
Sätze	1		
Position	gerade	schräg	
Tempo	langsam		
Arm:	gekreuzt	ausgestreckt	an die Schläfen

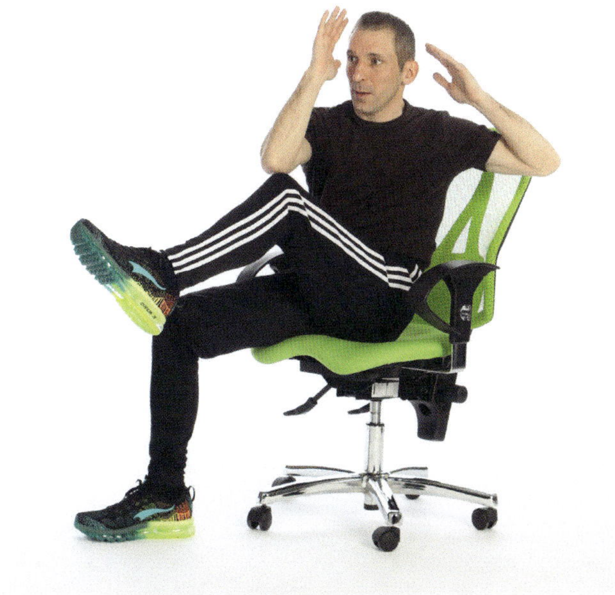

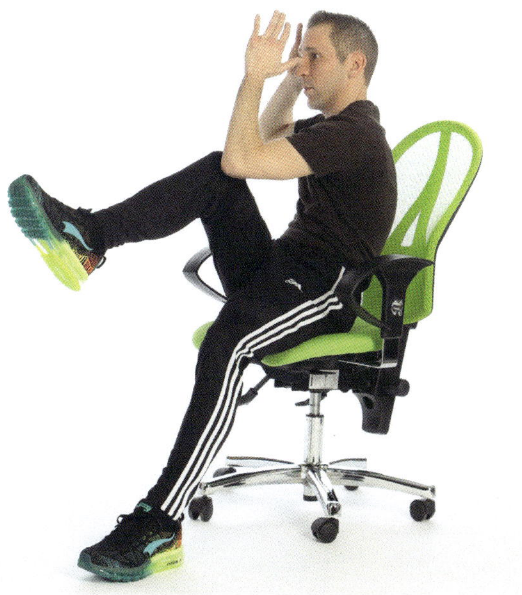

Übung	**Den Rumpf weit nach oben anheben und absenken.**
ROM	Die Bewegungsamplitude ist möglichst groß.
Hinweis	Bei den Situps den Rumpf weit anheben, so dass der Oberkörper fast senkrecht steht. Beim Absenken darauf achten, dass die Rückenlehne nicht berührt wird.
Atmung	Beim Anheben ausatmen und beim Absenken einatmen.
Wirkung	Mobilisierung der geraden und schrägen Bauch- sowie der Hüftbeugemuskulatur.

Anzahl	10	
Sätze	1	
Position	gerade	schräg
Tempo	langsam	
Arm:	gekreuzt	an die Schläfen

3.3 FLEXION

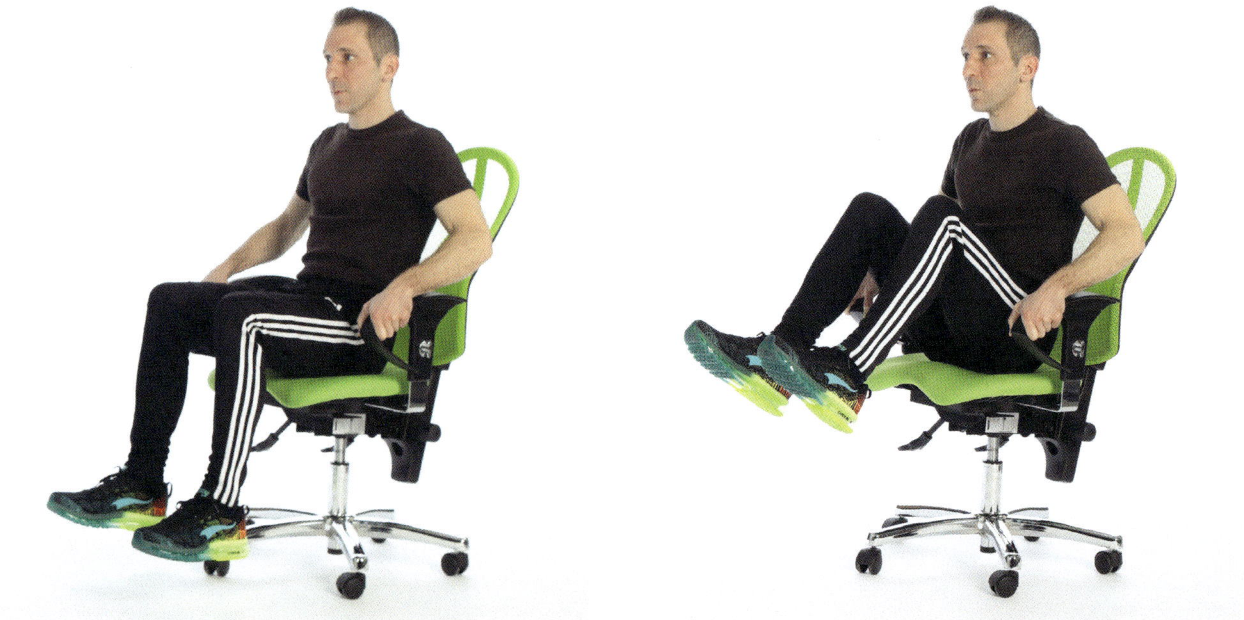

Übung	**Das Bein anheben und absenken.**
ROM	Das Bein aktiv weit Richtung Brust anheben. Die Füße nicht absetzen, um die Muskulatur unter Spannung zu halten.
Hinweis	Der untere Rücken und Rumpf hat Körperspannung. Für einen längeren Hebel müssen die Beine ausgestreckt werden.
Atmung	Beim Anheben ausatmen und beim Absenken einatmen.
Wirkung	Mobilisierung der geraden Bauch- sowie der Hüftmuskulatur.

Anzahl	10	
Sätze	1	
Tempo	langsam	
Richtung	gerade	schräg
Bein:	gebeugt	gestreckt

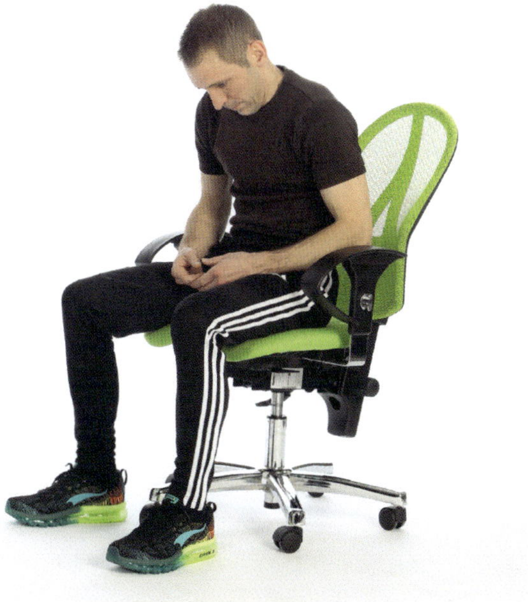

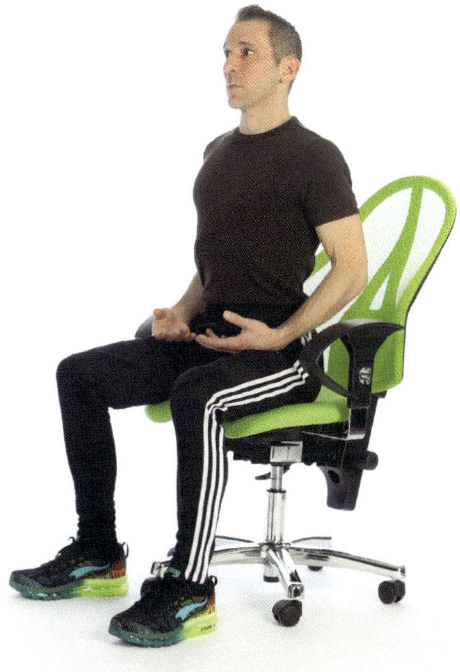

Übung	**Den Brustkorb absenken und anheben.**
ROM	Die Bewegungsamplitude ist relativ klein und sollte deshalb voll ausgeschöpft werden.
Hinweis	Wechsel von „eingesunkener Körperhaltung“ und „aufrechter Körperhaltung“. Ein Schließen der Augen, als weitere Variante verbessert die Körperwahrnehmung.
Atmung	Beim Anheben einatmen und beim Absenken ausatmen.
Wirkung	Mobilisierung und Aufrichtung der Brustwirbelsäule sowie Verbesserung der Körperwahrnehmung und Körperhaltung.

Anzahl	10	
Sätze	1	
Position	sitzen	stehen
Tempo	langsam	

3.5 ROTATION

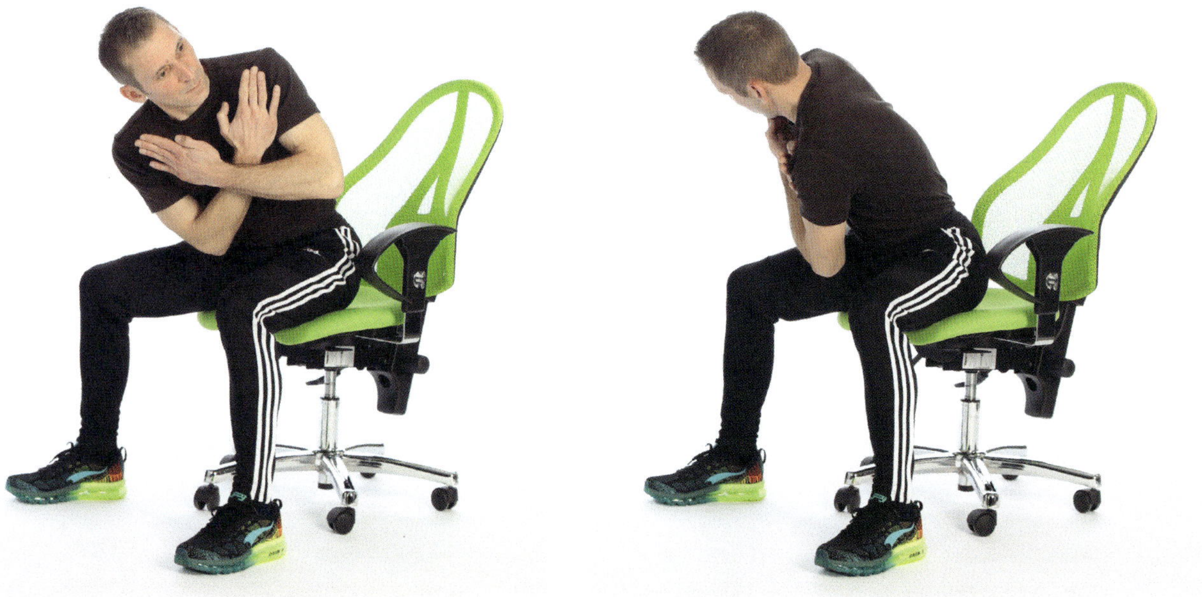

Übung	**Den Rumpf seitlich von der einen zur anderen Seite drehen.**
ROM	Die Bewegungsamplitude ist eher klein. Im Laufe der Zeit minimal steigern, aber nicht übertreiben.
Hinweis	Langsam und ohne Schwung durchführen. Eine kontrollierte und ruhige Bewegung ist zweckmäßig.
Atmung	Bei der Übung ruhig weiteratmen.
Wirkung	Mobilisierung von Bauch, Rücken und Hüfte. Verbesserung der Gelenkigkeit der Lendenwirbelsäule.

Anzahl	10		
Sätze	1		
Position	sitzen	stehen	einbeinig
Tempo	langsam		
Fuß:	hüftbreit	Schrittstellung	eng oder weit

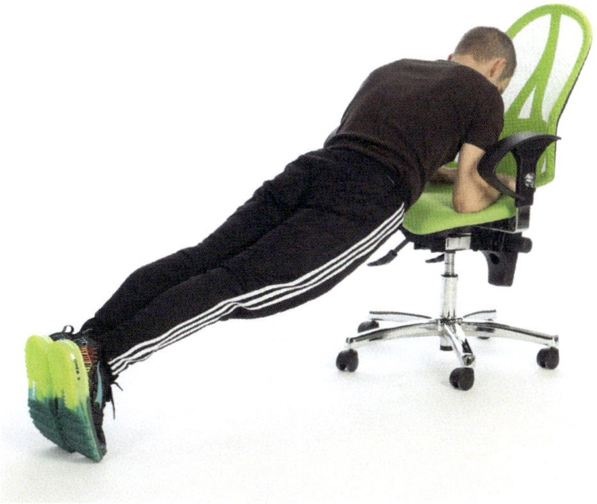

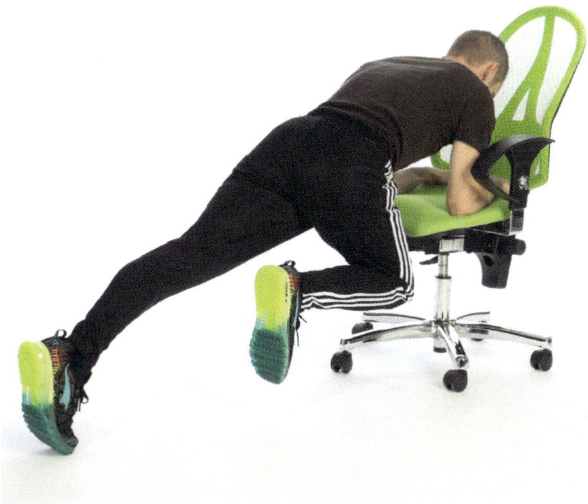

Übung	**Im Unterarmstütz das Bein abwechselnd anziehen.**
ROM	Die Bewegungsamplitude möglichst groß gestalten.
Hinweis	Beim Bergsteiger kann das Bein auch als Variante seitlich neben den Körper oder seitlich unter den Körper angezogen werden. Wenn der Stuhl vor einer Wand steht, wird ein Wegrollen erschwert.
Atmung	Bei der Übung ruhig weiteratmen.
Wirkung	Funktionales Training der Muskelkette Hüfte, Bauch, unterer Rücken und Brust.

Anzahl	10	15	
Sätze	1	2	
Tempo	langsam	mittel	
Bein:	senkrecht	seitlich oben	seitlich unten

3.7 ROTATION

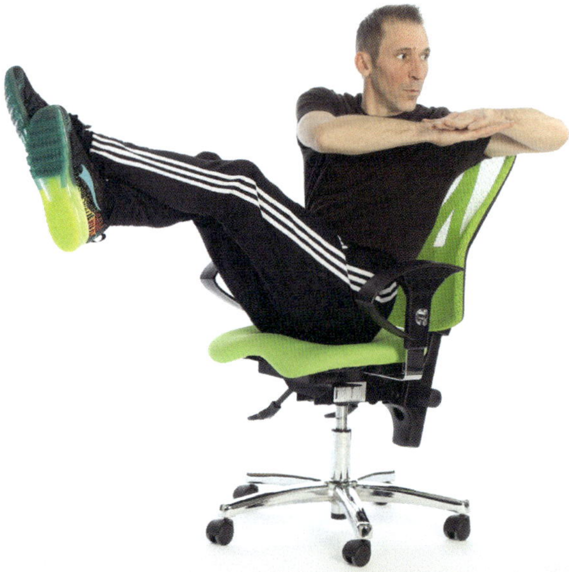

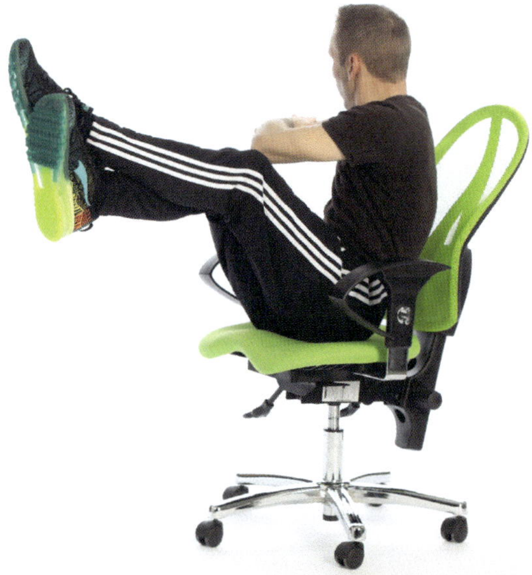

Übung	**Den Rumpf seitLlich von der einen zur anderen Seite drehen.**
ROM	Die Bewegungsamplitude ganz nach Gefühl steuern.
Hinweis	Beim Tornado den unteren Rücken und Rumpf zur Stabilisierung mit anspannen. Mit dem Oberkörper leicht zurücklehnen, um eine bessere Balance zu haben. Die Rückenlehne nach ganz hinten stellen.
Atmung	Bei der Übung ruhig weiteratmen.
Wirkung	Funktionales Training der Muskelkette Bauch, Beine und Hüftbeuger.

Anzahl	10	15
Sätze	1	2
Tempo	langsam	mittel
Bein:	gebeugt	ausgestreckt

3.8 EXTENSION

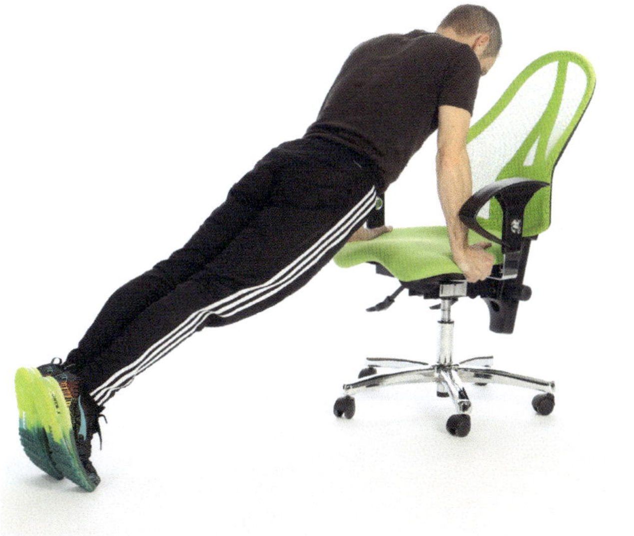

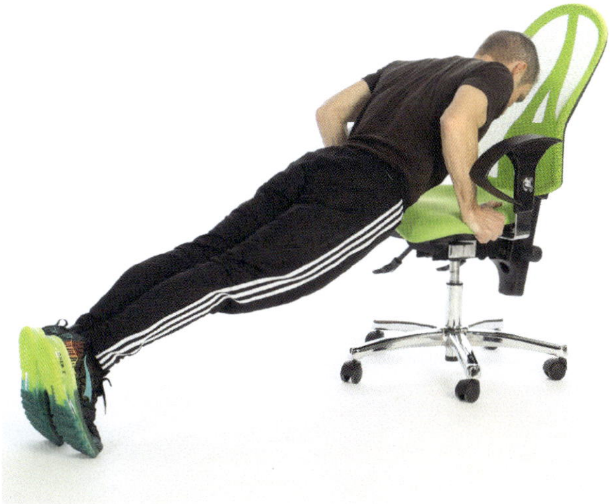

Übung	**Den Rumpf absenken und anheben.**
ROM	Die Bewegungsamplitude im Verlauf der Übung steigern.
Hinweis	Bei der Liegestütze ist der Rücken gerade. Es darf kein „Durchsacken“ des Rückens am Umkehrpunkt erfolgen. Die Variante auf dem Tisch ist leichter, die Variante auf dem Boden schwieriger.
Atmung	Beim Anheben ausatmen und beim Absenken einatmen.
Wirkung	Funktionales Training der Muskelkette Brust, Armstrecker und Rumpf.

Anzahl	10	15	
Sätze	1	2	
Tempo	langsam	mittel	
Arm:	Tisch	Stuhl	Boden
Bein:	beidbeinig	einbeinig	

3.9 RETROVERSION

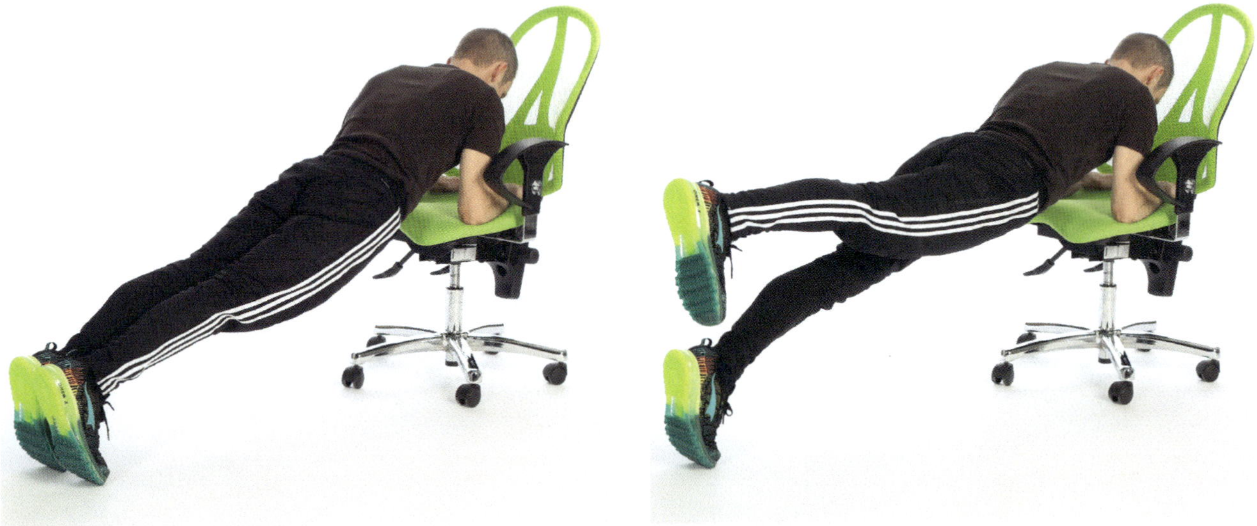

Übung	**Im Unterarmstütz abwechselnd das Bein anheben.**
ROM	Die Bewegungsamplitude ist klein. Das Bein nur leicht anheben. Ein zu hohes Anheben des Beins belastet ungünstig den unteren Rücken beziehungsweise die Hüfte.
Hinweis	Ein zusätzliches abwechselndes Anheben der Arme ist eine sinnvolle Variante zur Verbesserung der Rotationsstabilität der Wirbelsäule.
Atmung	Beim Anheben ausatmen und beim Absenken einatmen.
Wirkung	Funktionales Training der Muskelkette Beine, Hüfte und Rücken.

Anzahl	10	15
Sätze	1	2
Tempo	langsam	mittel
Arm:	beidarmig	überkreuz

3.10 ANTEVERSION

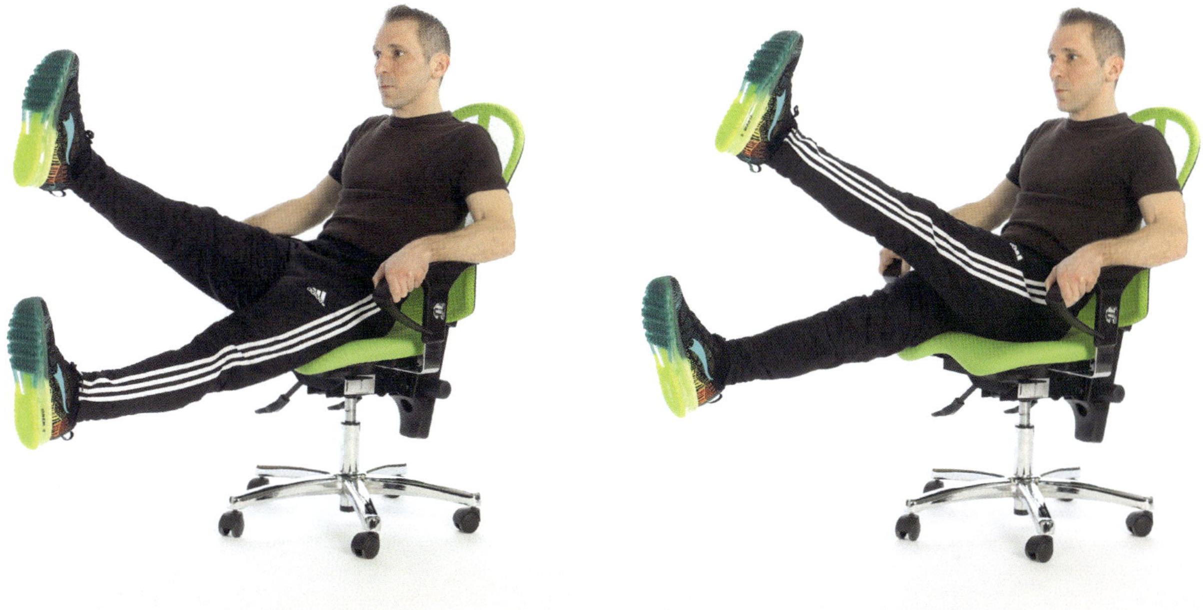

Übung	**Die Beine pendeln.**
ROM	Bei dieser Übung gilt: Je kleiner die Bewegungsamplitude, desto intensiver ist die Übung.
Hinweis	Der Rumpf und insbesondere der untere Rücken sollten zur Körperstabilisierung etwas angespannt sein. Die Arme können sich an den Armlehnen festhalten.
Atmung	Bei der Übung ruhig weiteratmen.
Wirkung	Funktionales Training der Muskelkette Bauch, Beine und Hüfte.

Anzahl	10	15
Sätze	1	2
Tempo	langsam	mittel
Bein:	gebeugt	gestreckt
Pendeln:	senkrecht	waagerecht

3.11 EXTENSION

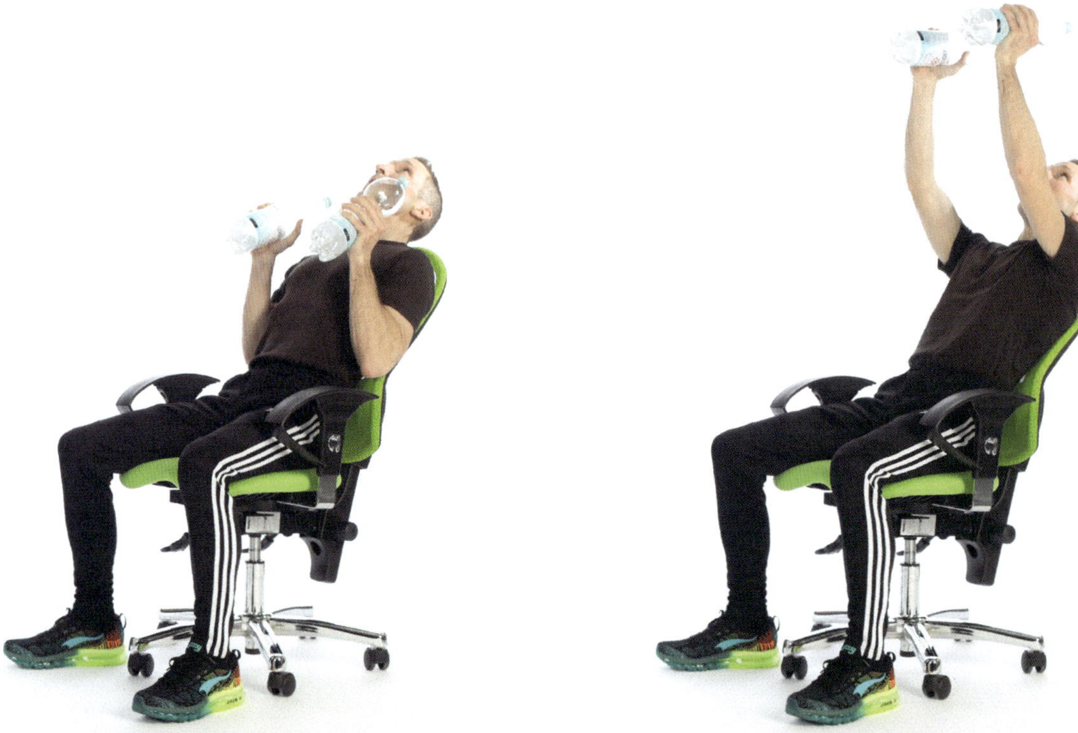

Übung **Den Arm nach oben anheben und absenken.**

ROM Die Arme am Umkehrpunkt nicht komplett durchstrecken, um die Muskulatur unter Spannung zu halten.

Hinweis Bei der Brustpresse die Rückenlehne weit nach hinten stellen. Es dürfen, je nach Fitnesszustand, auch schwerere Flaschen verwendet werden.

Atmung Beim Anheben ausatmen und beim Absenken einatmen.

Wirkung Kräftigung des großen Brustmuskels und des Armstreckers.

Anzahl	10	15	20
Sätze	1	2	3-4
Tempo	langsam	mittel	schnell/explosiv
Griff	neutral	Oberhand	
Form	gleichzeitig	abwechselnd	alternierend

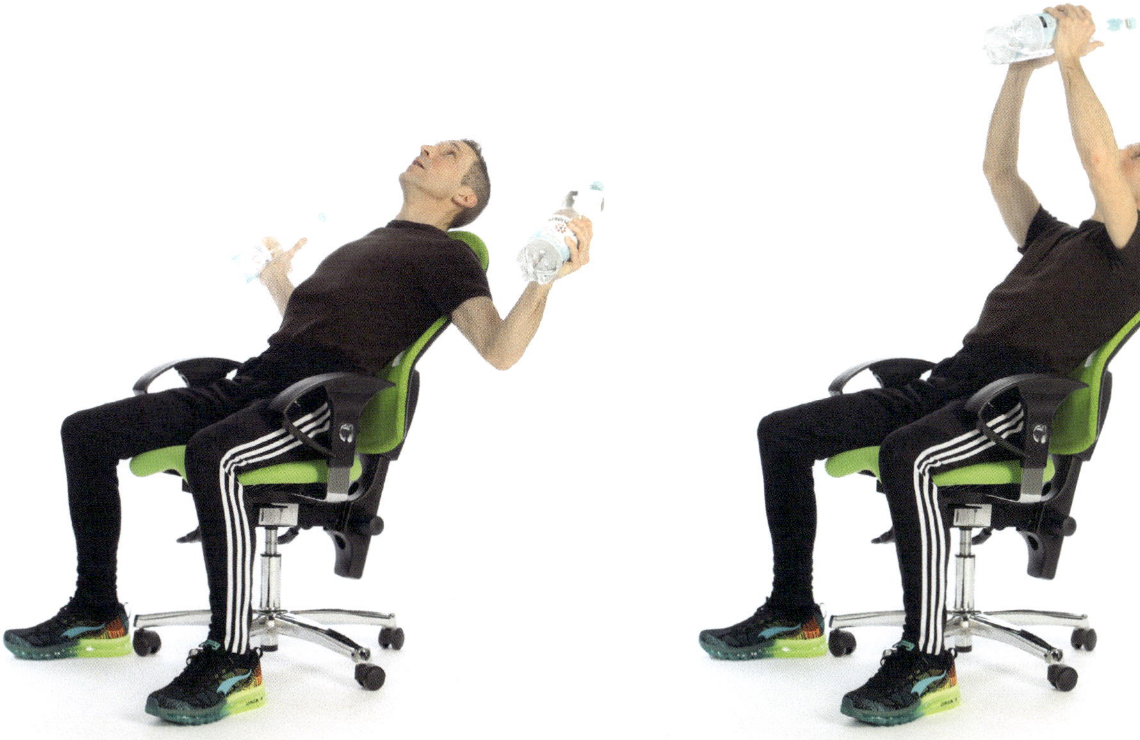

Übung	**Den Arm seitlich anheben und absenken.**
ROM	Die Bewegungsamplitude ist sehr groß. Möglichst weit ausholen, um die ganze Muskelfaser zu trainieren.
Hinweis	Der Nacken- oder Kopfbereich berührt nicht die Rückenlehne. Die Kopfhaltung ist immer in Verlängerung der restlichen Wirbelsäle angeordnet. Die Rückenlehne nach ganz hinten stellen.
Atmung	Beim Anheben ausatmen und beim Absenken einatmen.
Wirkung	Kräftigung des großen Brustmuskels.

Anzahl	10	15	20
Sätze	1	2	3-4
Tempo	langsam	mittel	schnell/explosiv
Form	gleichzeitig	abwechselnd	alternierend

3.13 EXTENSION

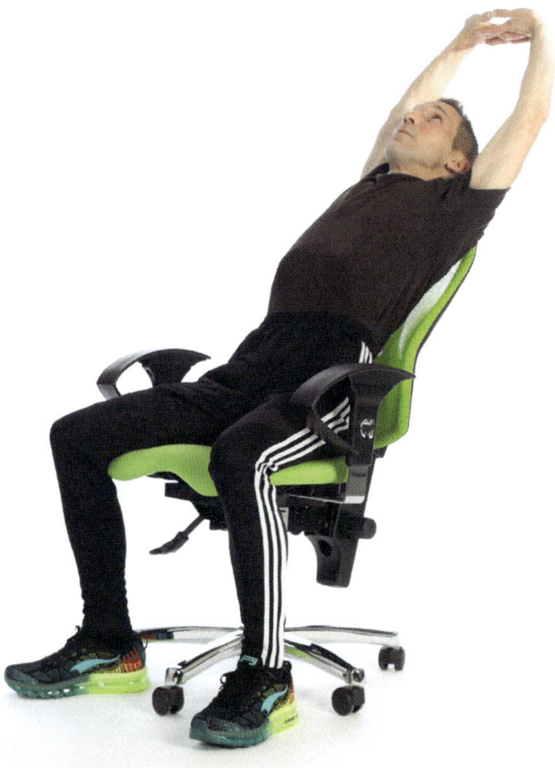

Übung	**Den Rumpf sanft nach hinten lehnen, strecken und halten.**
ROM	Die Bewegungsamplitude nach eigenem Ermessen steigern.
Hinweis	Ohne Schwung durchführen, gleichmäßig und kontrolliert dehnen. Der Dehnungsreiz muss immer angenehm sein. Als Variante können die Finger ineinander verschränkt werden.
Atmung	Bei der Übung ruhig weiteratmen.
Wirkung	Dehnung des Bauchs und leichte Traktion (Auseinanderziehen) des Rumpfes und der Wirbelsäule.

Dauer:	10 Sekunden	20 Sekunden	30 Sekunden
Sätze	1		
Tempo	langsam		
Arm:	gestreckt	U-Halte	

3.14 EXTENSION

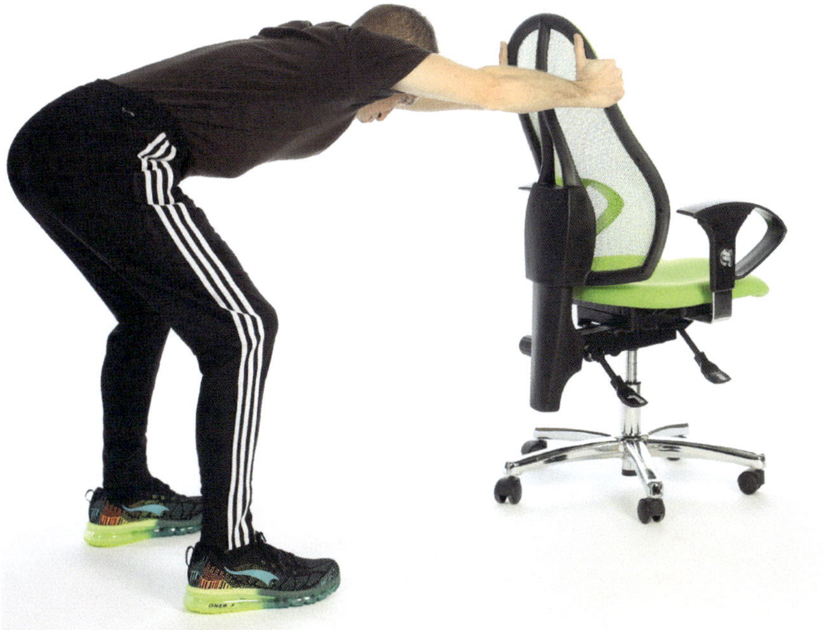

Übung	**Den Rumpf sanft beugen und den Arm nach vorne strecken.**
ROM	Bei den Übungen den Dehnungsreiz nur so lange aufrechterhalten, wie es angenehm ist.
Hinweis	Als sehr effektive Variante kann die Übung einarmig am Türrahmen oder beidarmig an der Tischplatte durchgeführt werden.
Atmung	Bei der Übung ruhig weiteratmen.
Wirkung	Dehnung der Brust-, Schulter- und der breiten Rückenmuskulatur. Öffnung Brust und Schulter.

Dauer:	10 Sekunden	20 Sekunden	30 Sekunden
Sätze	1		
Tempo	langsam		
Arm:	beidarmig	einarmig	

3.15 DEPRESSION

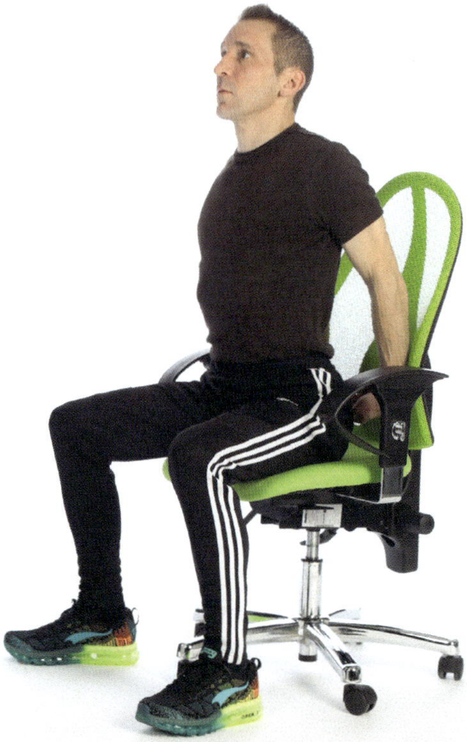

Übung	**Den Arm hinter dem Körper sanft auf Zug bringen.**
ROM	Die Bewegungsamplitude ist relativ klein, kann aber im Laufe der Zeit behutsam erweitert werden. Beide Hände greifen hinter dem Rücken ineinander.
Hinweis	Ohne Schwung durchführen. Die Intensität zu Beginn langsam steigern und zum Ende langsam reduzieren.
Atmung	Bei der Übung ruhig weiteratmen.
Wirkung	Dehnung des kleinen Brustmuskels, der Schulter- und Schulterblattmuskulatur.

Dauer:	10 Sekunden	20 Sekunden	30 Sekunden
Sätze	1		
Position	sitzen	stehen	
Tempo	langsam		

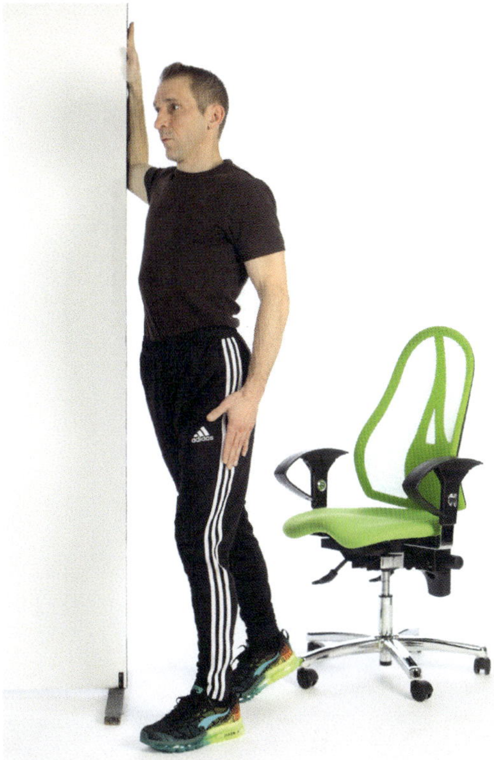

Übung	**Den gebeugten Arm sanft auf Zug bringen.**
ROM	Die Bewegungsamplitude nach eigenem Ermessen steigern. Es soll ein angenehmer Dehnungsreiz entstehen.
Hinweis	Zur Dehnung der Brust ist ein Türrahmen sehr gut geeignet. Der Arm ist ca. im 90-Grad-Winkel. Zur Steigerung der Intensität zum Ende der Übung hin die hintere Ferse heben.
Atmung	Bei der Übung ruhig weiteratmen.
Wirkung	Dehnung des großen Brustmuskels und der Schultermuskulatur.

Dauer:	10 Sekunden	20 Sekunden	30 Sekunden
Sätze	1		
Tempo	langsam		
Arm:	beidarmig	einarmig	

4. HÜFTE UND GESÄSS

4.1 EXTENSION

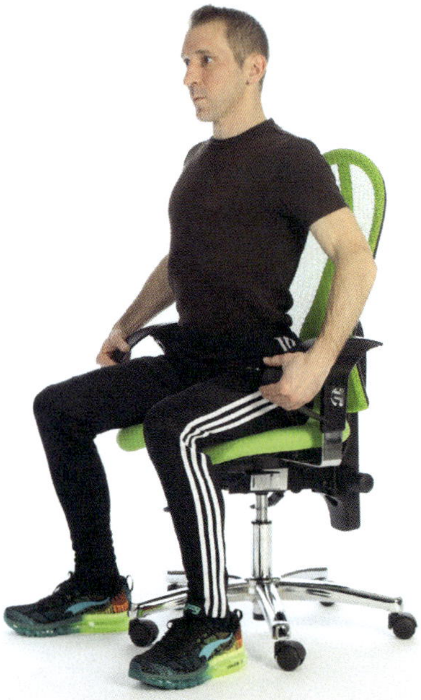

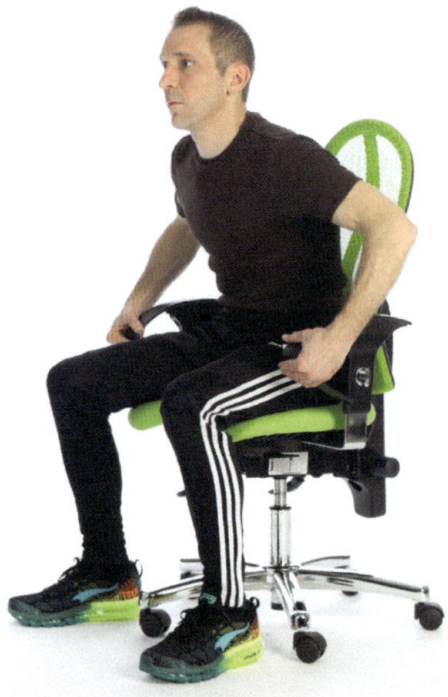

Übung	**Das Becken anheben und absenken.**
ROM	Die Bewegungsamplitude ist relativ klein und sollte deshalb voll ausgeschöpft werden.
Hinweis	Bei der Übung Beckenkippung das Becken nach vorne schieben und zurückführen. Versuche unverkrampft zu üben und einen angenehmen Rhythmus zu finden. Ein Schließen der Augen als Variante verbessert die Körperwahrnehmung.
Atmung	Bei der Übung ruhig weiteratmen.
Wirkung	Mobilisierung von Becken und Hüfte. Verbesserung von Körpergefühl und Körperwahrnehmung.

Anzahl	10	
Sätze	1	
Position	sitzen	stehen
Tempo	langsam	

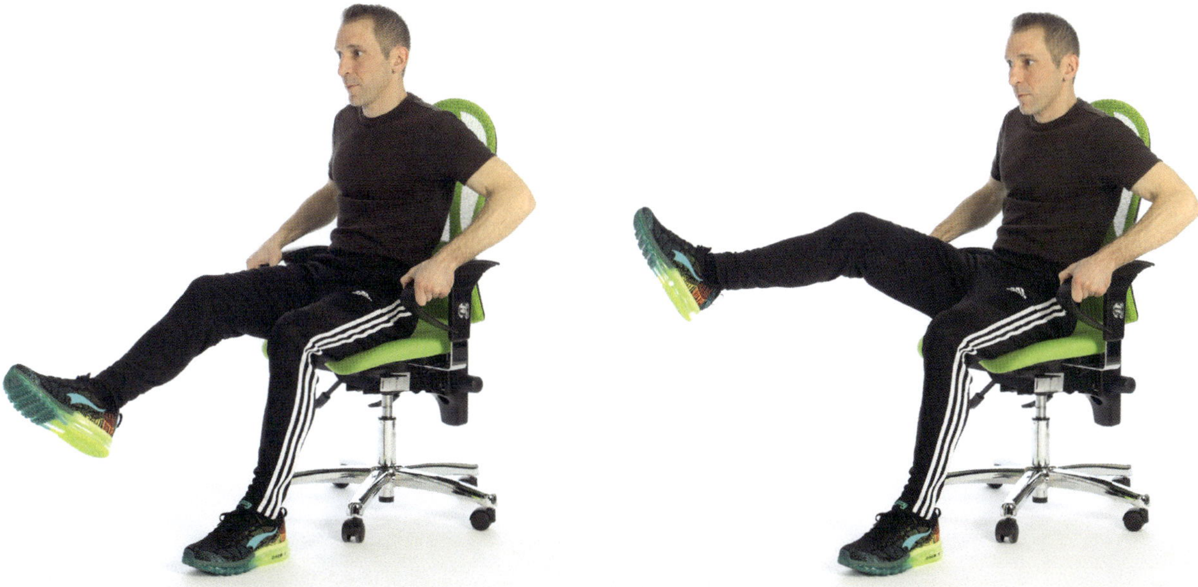

Übung	**Das Bein kreisen.**
ROM	Die Bewegungsamplitude kann immer wieder variiert werden, um vielfältige Belastungsreize auszulösen.
Hinweis	Das Bein nach rechts und links kreisen. Das Bein ist leicht gebeugt. Die Variante im Stehen kann durch ein Schließen der Augen noch intensiviert werden.
Atmung	Bei der Übung ruhig weiteratmen.
Wirkung	Mobilisierung der Hüftbeuge- und Beinmuskulatur. Die Variante im Stehen fördert besonders die Gleichgewichtsfähigkeit.

Anzahl	10	
Sätze	1	
Position	sitzen	stehen
Tempo	langsam	

4.3 ANTEVERSION

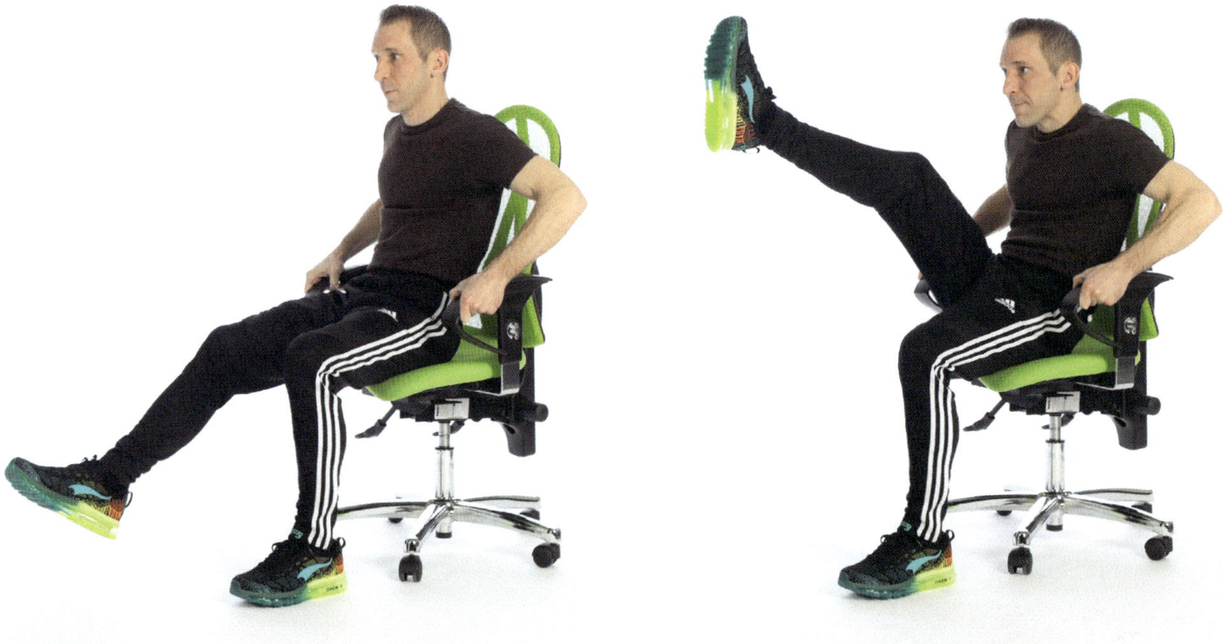

Übung	**Das Bein heben und senken.**
ROM	Die Bewegungsamplitude ist groß. Das Bein sollte aktiv möglichst weit angehoben werden. Das Bein ist und bleibt leicht gebeugt.
Hinweis	Das Bein am Startpunkt nicht jedes Mal auf dem Boden absetzen, sondern kurz vor dem Boden wieder umkehren, damit die Muskulatur immer unter Spannung bleibt.
Atmung	Beim Anheben ausatmen und beim Absenken einatmen.
Wirkung	Mobilisierung der Hüftbeuge- und Beinmuskulatur.

Anzahl	10	
Sätze	1	
Position	sitzen	stehen
Tempo	langsam	

4.4 RETROVERSION

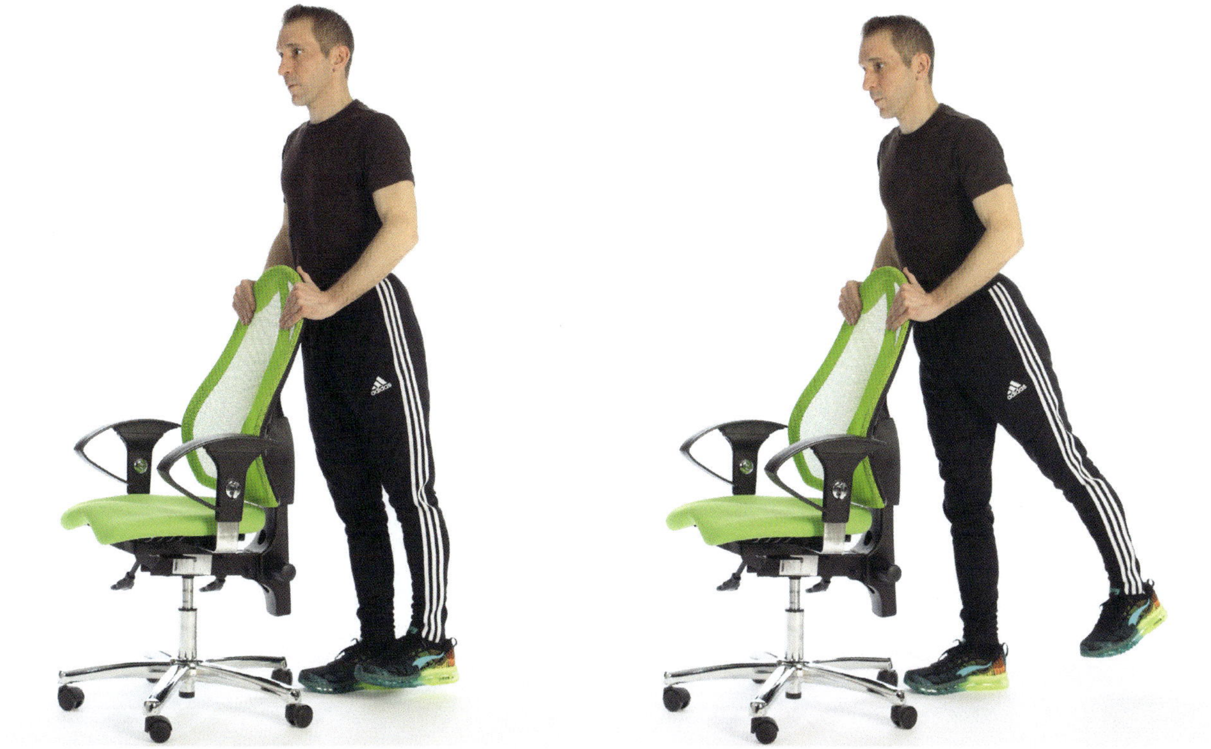

Übung	**Das Bein nach hinten anheben und absenken.**
ROM	Die Bewegungsamplitude ist, je nach Vorlage des Oberkörpers, klein bis mittelgroß. Das Bein ungefähr in einer Linie zum Rücken ausstrecken.
Hinweis	Eine leichte Vorlage des Oberkörpers ist sinnvoll. Das Bein nicht zu hoch anheben. Das Bein ist und bleibt gestreckt.
Atmung	Beim Anheben ausatmen, beim Absenken einatmen.
Wirkung	Mobilisierung des Hüftstreckmuskulatur und der Muskeln der Oberschenkelrückseite.

Anzahl	10	
Sätze	1	
Position	festhalten	ohne festhalten
Tempo	langsam	

4.5 ABDUKTION

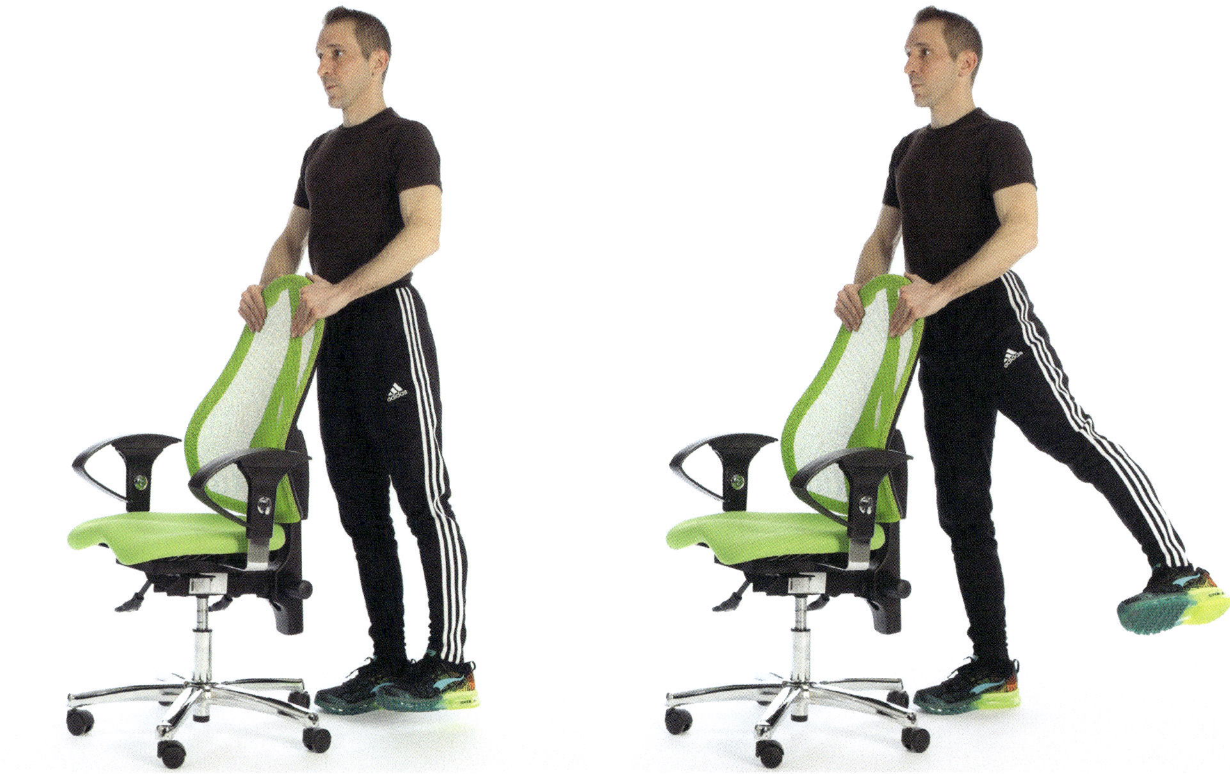

Übung	**Das Bein seitlich anheben und absenken.**
ROM	Die Bewegungsamplitude ist relativ groß. Das Bein wird maximal bis zum Winkel von ca. 70 Grad angehoben.
Hinweis	Auf eine aufrechte Körperhaltung achten. Brust raus und Schultern tief. Die Fußspitze zeigt nach vorne.
Atmung	Beim Anheben ausatmen und beim Absenken einatmen.
Wirkung	Mobilisierung der Gesäßmuskulatur.

Anzahl	10		
Sätze	1		
Position	mit festhalten	ohne festhalten	
Tempo	langsam		
Bein:	neben Körper	vor Körper	hinter Körper

4.6 ADDUKTION

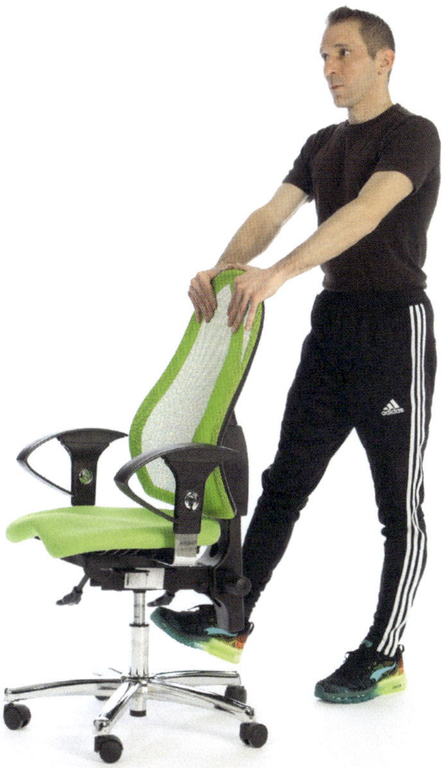

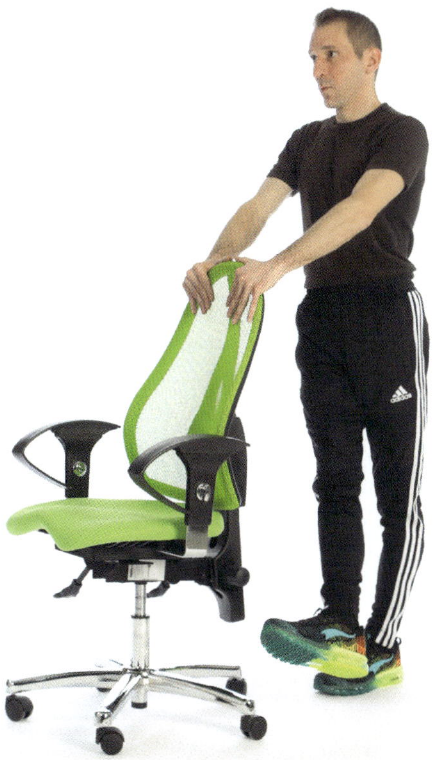

Übung	**Das Bein nach innen anheben und nach außen absenken.**
ROM	Die Bewegungsamplitude ist klein.
Hinweis	Der ganze Körper und die Hüfte zeigen frontal nach vorne. Das Knie vom Standbein und die Hüfte dürfen nicht verdreht werden, sondern bleiben stabil in der Lotlinie.
Atmung	Beim Anheben ausatmen und beim Absenken einatmen.
Wirkung	Mobilisierung der Muskulatur der Beininnenseite.

Anzahl	10	
Sätze	1	
Position	stehen halten	ohne halten
Tempo	langsam	
Bein:	vor Körper	hinter Körper

4.7 EXTENSION

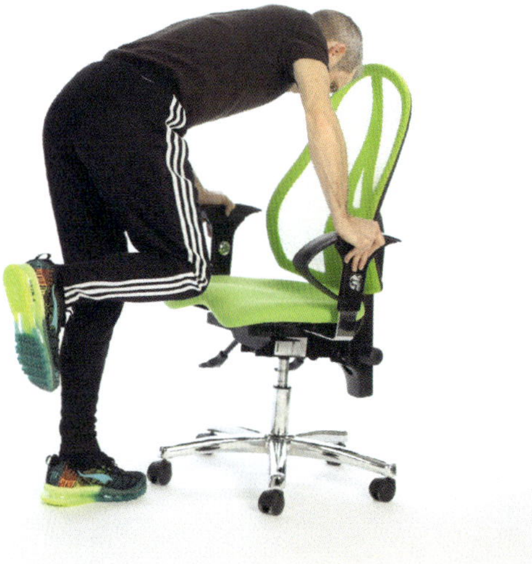

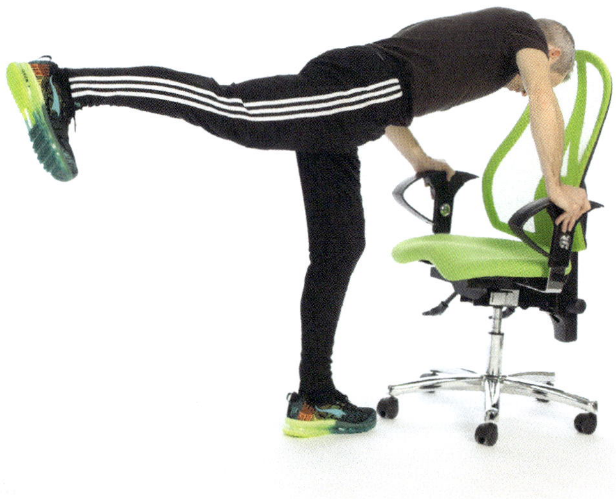

Übung	**Das Bein senkrecht nach hinten strecken und beugen.**
ROM	Die Bewegungsamplitude ist möglichst groß. Das Bein in einer Linie zum Rücken ausstrecken.
Hinweis	Die Fußspitze aktiv Richtung Schienbein anziehen. Als Variante kann der Fuß waagerecht wie bei einem Fußtritt (Sidekick) geführt werden.
Atmung	Beim Strecken ausatmen beim Beugen einatmen.
Wirkung	Funktionales Training der Muskelkette Hüfte, Beine und Rücken.

Anzahl	10	15
Sätze	1	2
Position	festhalten	ohne festhalten
Tempo	langsam	mittel
Bein:	senkrecht	waagerecht

4.8 ABDUKTION

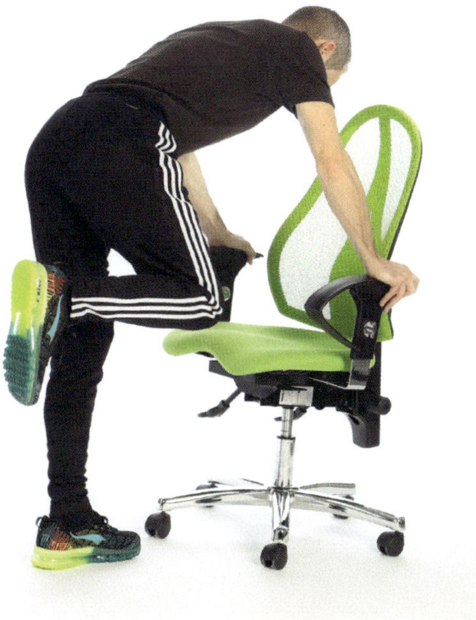

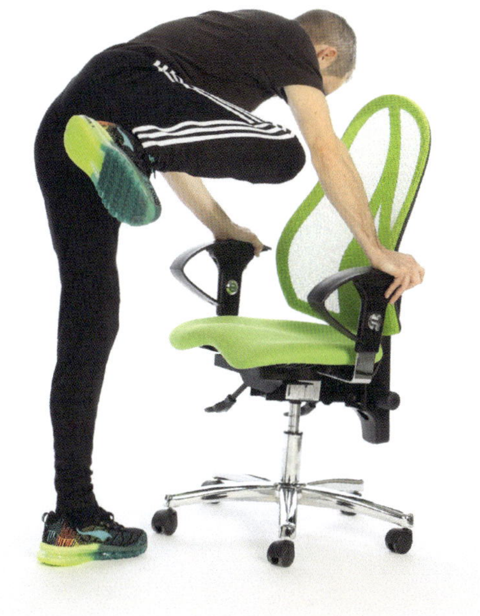

Übung **Das Bein anheben und absenken.**

ROM Das Bein wird maximal bis zum Winkel von ca. 70 Grad angehoben. Das Körpergefühl beachten.

Hinweis Das Standbein ist leicht gebeugt. Nicht mit Schwung üben. Der Fuß vom Standbein ruht stabil mit der ganzen Fußfläche auf dem Boden.

Atmung Beim Anheben ausatmen und beim Absenken einatmen.

Wirkung Funktionales Training der Muskelkette Hüfte, Beine und unterer Rücken.

Anzahl	10	15
Sätze	1	2
Position	festhalten	ohne festhalten
Tempo	langsam	mittel

4.9 EXTENSION

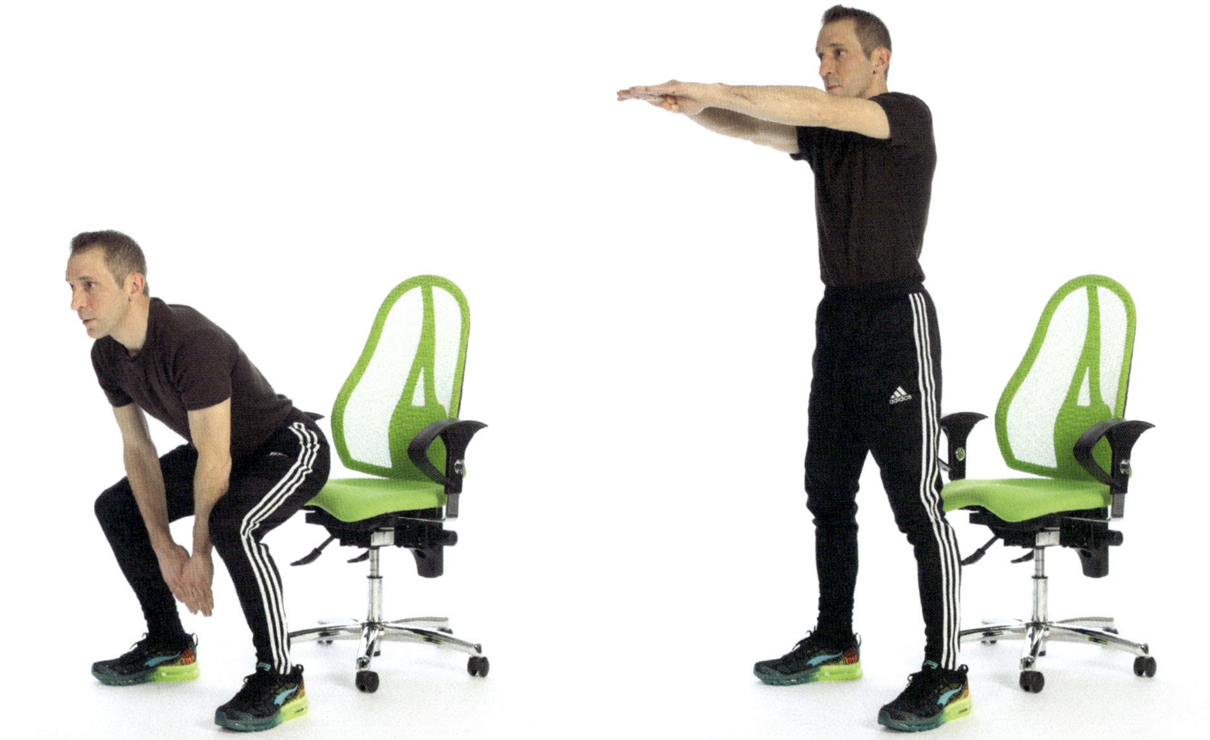

Übung	**Einen imaginären Gegenstand anheben und nach vorne oben wegschleudern.**
ROM	Die Bewegungsamplitude ist möglichst groß. Weit ausholen und den ganzen Körper strecken.
Hinweis	Beim sogenannten Swing eine schwungvolle Bewegung durchführen. Es ist wichtig, einen dynamischen aber lockeren und unverkrampften Rhythmus zu finden.
Atmung	Beim Anheben ausatmen beim Absenken einatmen.
Wirkung	Funktionales Training der Muskelkette Beine und Rücken.

Anzahl	10	15
Sätze	1	2
Position	sitzen	stehen
Tempo	langsam	mittel

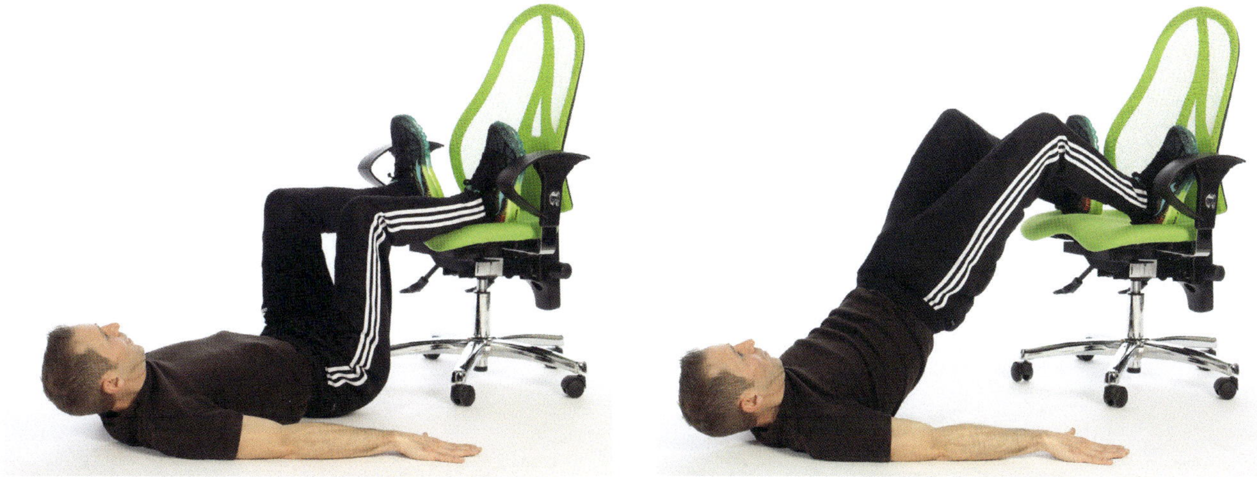

Übung	**Die Hüfte vom Boden anheben und absenken.**
ROM	Durch die erhöhte Position ist eine große Bewegungsamplitude möglich. Die Hüfte berührt am Startpunkt nicht den Boden.
Hinweis	Um den Effekt nicht zu übertreiben, eine niedrige Position der Sitzfläche einstellen. Der obere Rücken, die Schulterblätter und Arme liegen stabil auf dem Boden.
Atmung	Beim Anheben ausatmen beim Absenken einatmen.
Wirkung	Funktionales Training der Muskelkette Hüfte und Beine.

Anzahl	10	15
Sätze	1	2
Position	beidbeinig	einbeinig
Tempo	langsam	mittel

4.11 EXTENSION

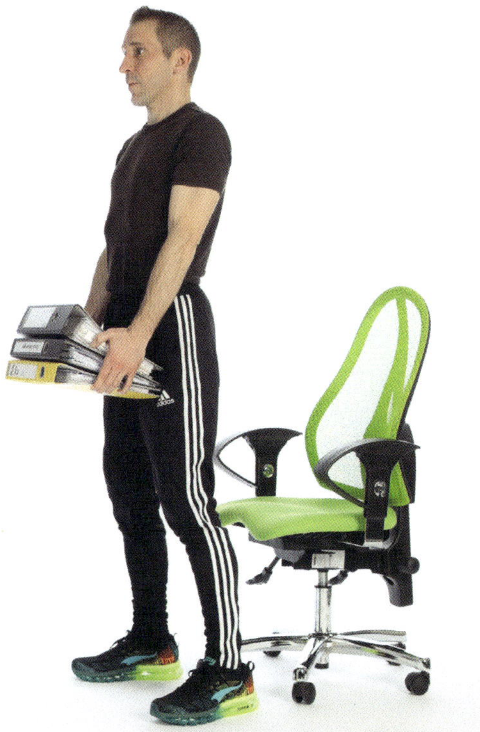

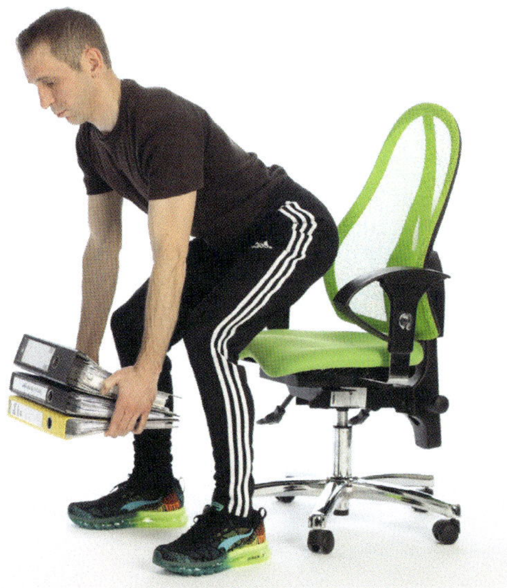

Übung	**Das Gewicht Richtung Boden absenken und anheben.**
ROM	Die Bewegungsamplitude ist möglichst groß.
Hinweis	Beim Kreuzheben erfolgt die Bewegung aus den Beinen und dem Rücken. Der Rücken ist und bleibt gerade. Auf eine ausreichende Rumpfspannung achten.
Atmung	Beim Anheben ausatmen beim Absenken einatmen.
Wirkung	Funktionales Training der Muskelkette Hüfte, Beine und Rücken.

Anzahl	10	15
Sätze	1	2
Position	beidbeinig	einbeinig
Tempo	langsam	mittel
Bein:	leicht gebeugt	gestreckt

4.12 FLEXION

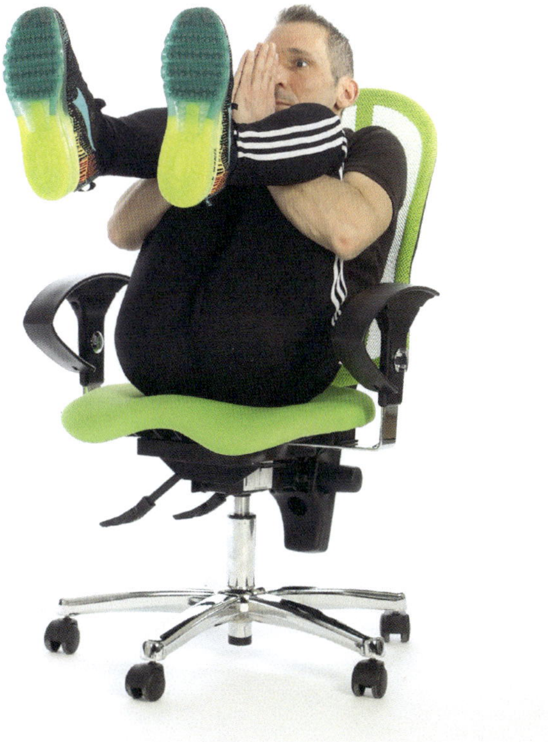

Übung	**Beide gebeugten Beine anziehen.**
ROM	Die Bewegungsamplitude ist groß.
Hinweis	Beim Dehnen sollen Beweglichkeit, auch Flexibilität genannt, und Gelenkigkeit verbessert werden. Die Variante im Stehen ist intensiver als die sitzende Ausführung.
Atmung	Bei der Übung ruhig weiteratmen.
Wirkung	Dehnung der Hüftstreckmuskulatur.

Dauer:	10 Sekunden	20 Sekunden	30 Sekunden
Sätze	1		
Position	sitzen	stehen einbeinig	
Tempo	langsam		

4.13 ABDUKTION

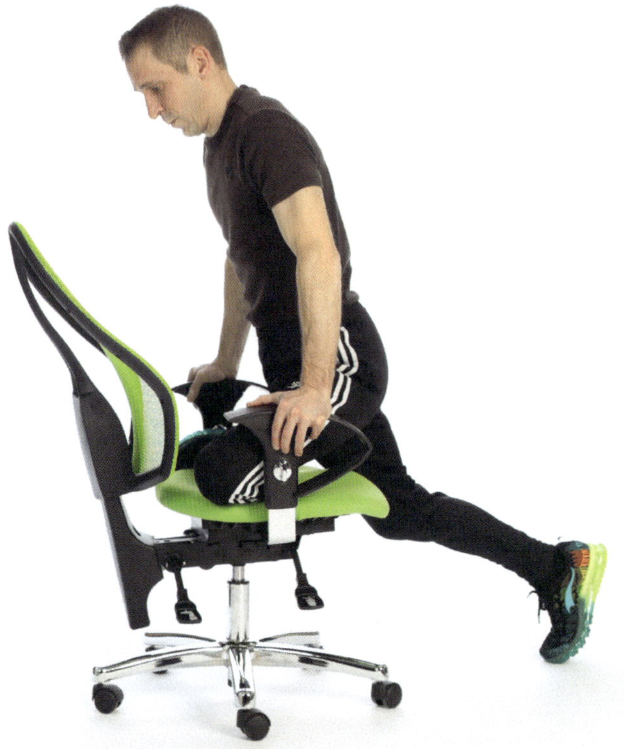

Übung	**Das Bein sanft nach innen drehen und auf der Sitzfläche ablegen und halten.**
ROM	Die Bewegungsamplitude ist klein. Im Laufe der Zeit behutsam erweitern. Die Arme stützen zusätzlich das Körpergewicht über die Armlehnen ab.
Hinweis	Die Startposition langsam mit Ruhe einnehmen. Wenn der Stuhl vor einer Wand steht, wird ein Wegrollen erschwert.
Atmung	Bei der Übung ruhig weiteratmen.
Wirkung	Dehnung des birnenförmigen Gesäßmuskels.

Dauer:	10 Sekunden	20 Sekunden	30 Sekunden
Sätze	1		
Position	Boden	Stuhl	
Tempo	langsam		

4.14 ADDUKTION

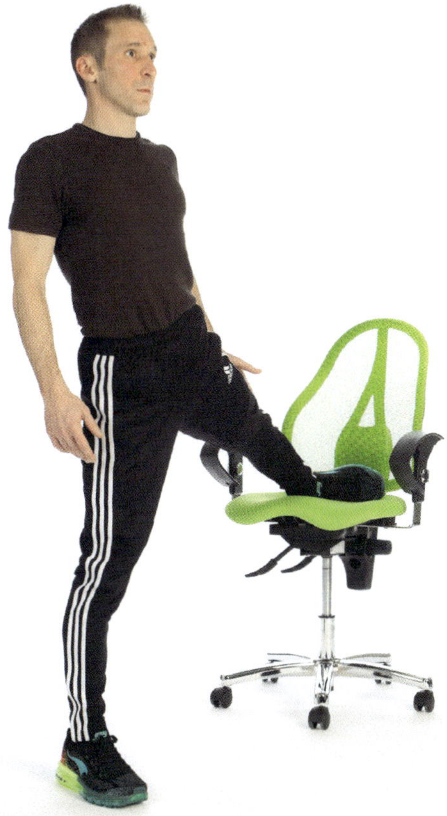

Übung	**Das ausgestreckte Bein auf der Sitzfläche ablegen und sanft den Dehnungsreiz steigern.**
ROM	Die Bewegungsamplitude ist klein.
Hinweis	Durch die Erhöhung der Sitzfläche oder einer Beugung des Standbeines kann eine Intensivierung erreicht werden. Als Variante zur Steigerung kann das Bein auch auf einen Tisch abgelegt werden.
Atmung	Bei der Übung ruhig weiteratmen.
Wirkung	Dehnung der Muskulatur der Beininnenseiten.

Dauer:	10 Sekunden	20 Sekunden	30 Sekunden
Sätze	1		
Tempo	langsam		

4.15 ABDUKTION

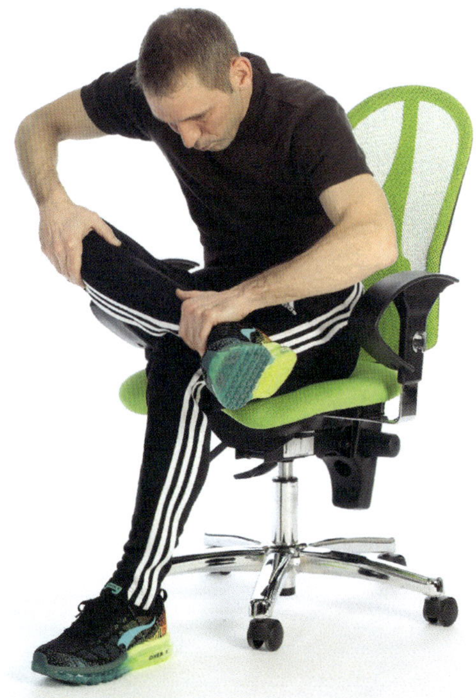

Übung	**Ein Bein auf das andere legen und den Rumpf sanft nach vorne beugen und halten.**
ROM	Die Bewegungsamplitude ist sehr klein.
Hinweis	Die stehende Variante auf einem Bein erfordert ein gutes Gleichgewicht. Regelmäßiges Dehnen erhöht die Beweglichkeit und Gelenkigkeit. Außerdem senkt es den Muskeltonus (Innendruck der Muskulatur).
Atmung	Bei der Übung ruhig weiteratmen.
Wirkung	Dehnung des birnenförmigen Gesäßmuskels.

Anzahl	10 Sekunden	20 Sekunden	30 Sekunden
Sätze	1		
Position	sitzen	stehen einbeinig	
Tempo	langsam		

4.16 EXTENSION

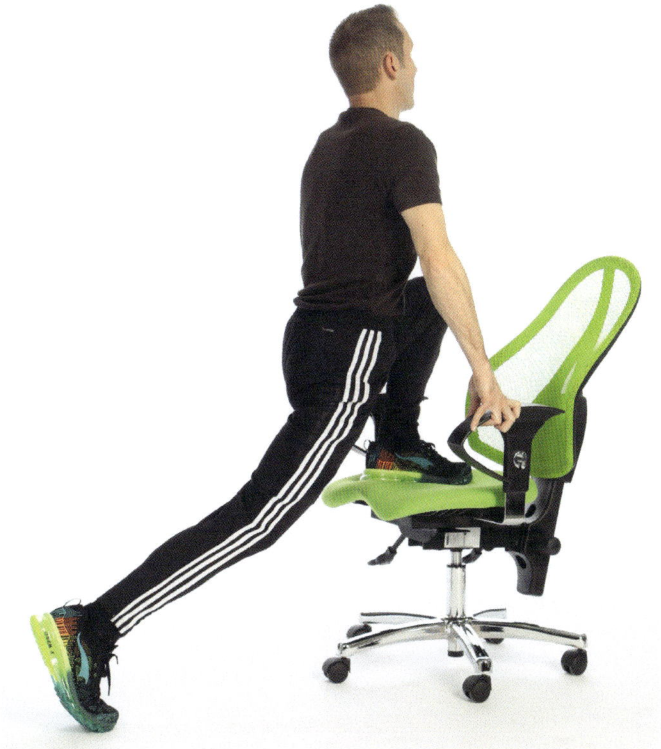

Übung	**Ein Bein auf dem Stuhl abstellen und sanften Zug aufbringen. Die Position halten.**
ROM	Die Bewegungsamplitude ist groß.
Hinweis	Der Dehnungsreiz sollte an der vorderen Hüfte und der Oberschenkelvorderseite entstehen. Die Position langsam einnehmen. Das Standbein ist auf der Fußspitze. Wenn der Stuhl vor einer Wand steht, wird ein Wegrollen erschwert.
Atmung	Bei der Übung ruhig weiteratmen.
Wirkung	Dehnung der Hüftbeugemuskulatur.

Anzahl	10 Sekunden	20 Sekunden	30 Sekunden
Sätze	1		
Position	abgestützt	auf dem Boden	
Tempo	langsam		

5. BEINE, KNIE UND FÜSSE

5.1 LAUFBEWEGUNG

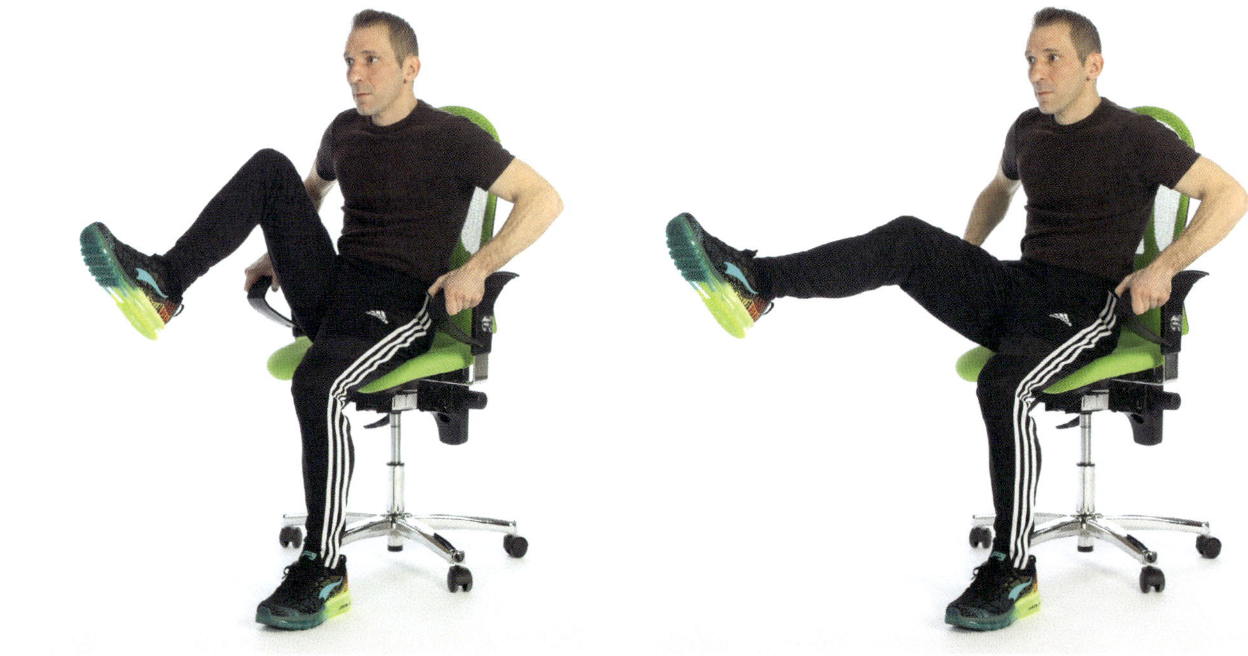

Übung	**Das Bein macht eine Laufbewegung in der Luft.**
ROM	Die Bewegungsamplitude ist sehr groß.
Hinweis	Die Variante im Stehen trainiert besonders das Gleichgewicht. Durch ein Schließen der Augen wird dieser Effekt noch verstärkt.
Atmung	Bei der Übung ruhig weiteratmen.
Wirkung	Mobilisierung der Bein- und Hüftmuskulatur.

Anzahl	10	
Sätze	1	
Position	sitzen	stehen
Tempo	langsam	

5.2 FLEXION

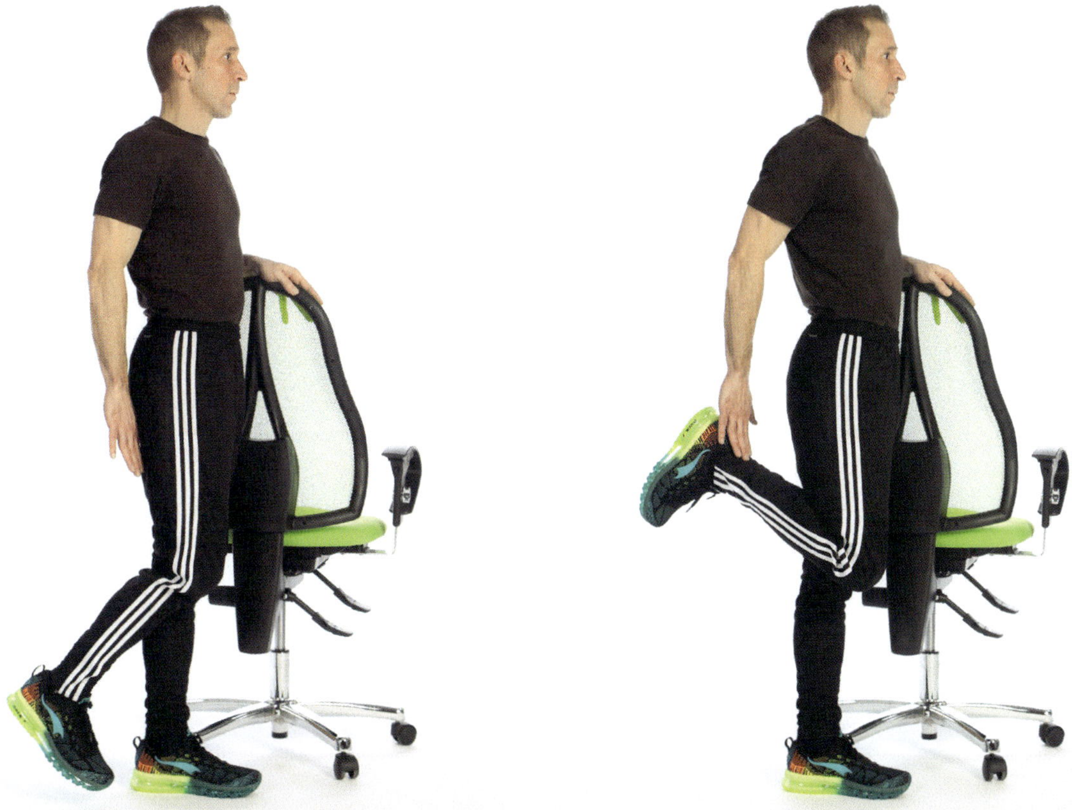

Übung **Das Bein beugen und strecken.**

ROM Die Bewegungsamplitude am Umkehrpunkt ist schon vor dem Gesäß begrenzt. Zur Verbesserung der ROM am Startpunkt das Standbein auf ein Buch stellen.

Hinweis Der Fuß berührt am Startpunkt nicht jedes Mal den Boden. Kurz vor dem Boden wieder das Bein beugen. Das Standbein ist leicht gebeugt, die Körperhaltung aufrecht.

Atmung Bei der Übung ruhig weiteratmen.

Wirkung Mobilisierung der Muskeln der Oberschenkelrückseite.

Anzahl	10
Sätze	1
Tempo	langsam

5.3 EXTENSION

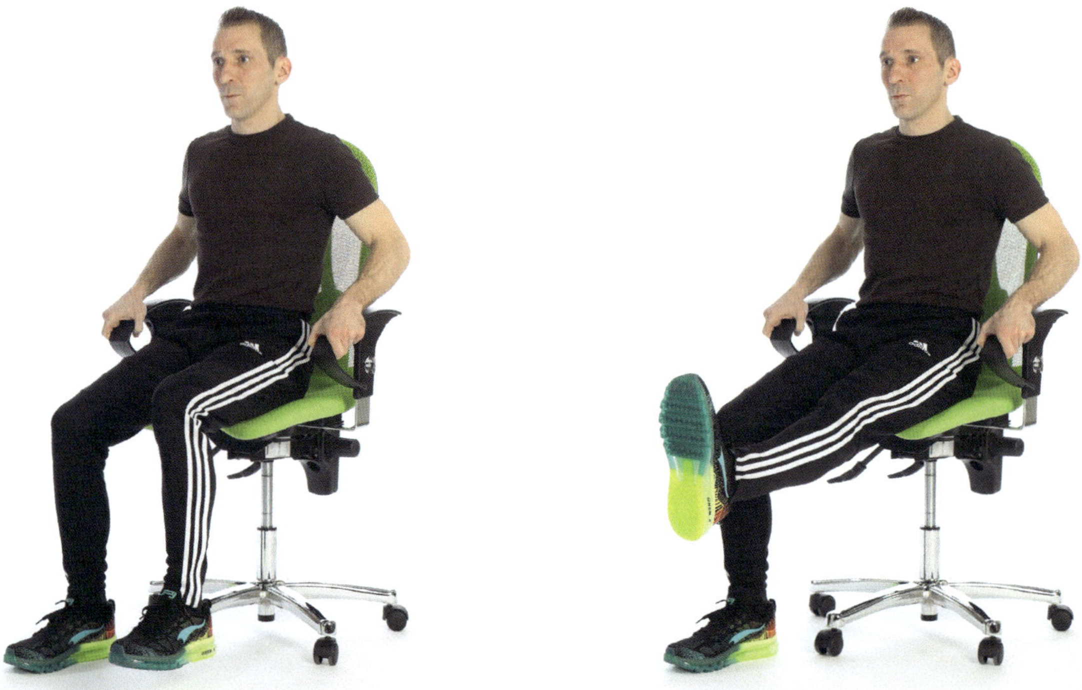

Übung	**Das Bein strecken und beugen.**
ROM	Das Kniegelenk darf ohne Schwung vollständig durchgestreckt werden.
Hinweis	Übungen, die im Stehen auf einem Bein durchgeführt werden, trainieren besonders das Gleichgewicht. Als Variante können auch beide Beine gleichzeitig gestreckt werden.
Atmung	Bei der Übung ruhig weiteratmen.
Wirkung	Mobilisierung der Muskeln der Oberschenkelvorderseite.

Anzahl	10	
Sätze	1	
Position	sitzen	stehen
Tempo	langsam	

5.4 ZIRKUMDUKTION

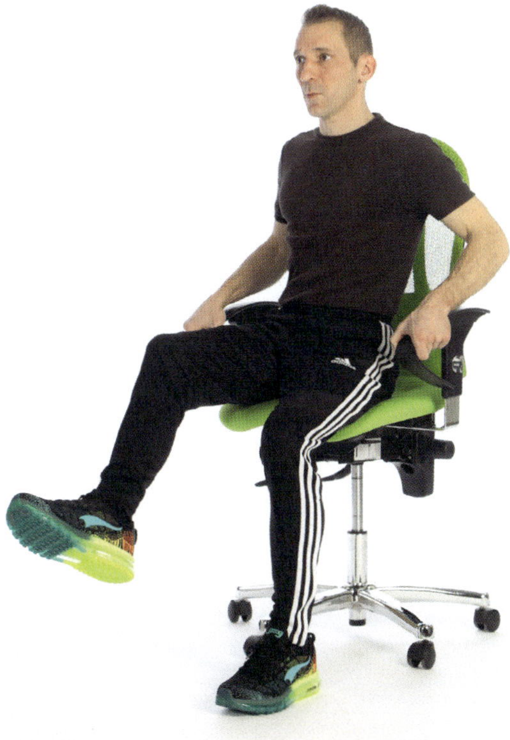

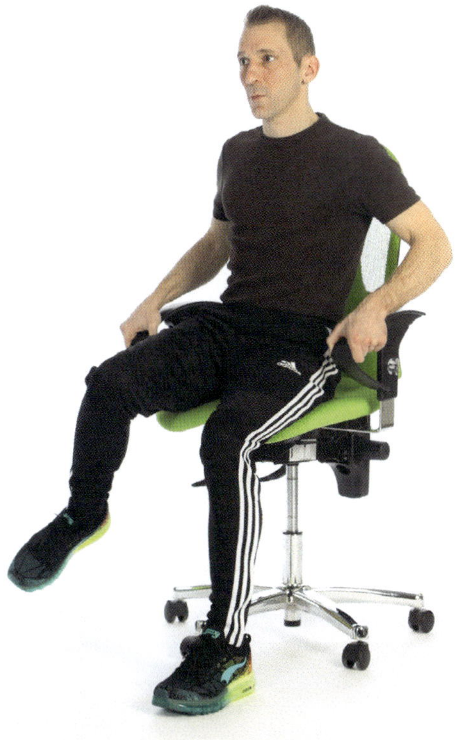

Übung	**Das Knie kreisen.**
ROM	Die Bewegungsamplitude ist klein. Im Verlauf der Übung kann die ROM etwas erweitert werden.
Hinweis	Auf eine präzise und ruhige Bewegungsausführung achten. Die Bewegung in beide Richtungen durchführen.
Atmung	Bei der Übung ruhig weiteratmen.
Wirkung	Mobilisierung des Kniegelenks und Erhaltung der Beweglichkeit des Knies.

Anzahl	10	
Sätze	1	
Position	sitzen	stehen
Tempo	langsam	

5.5 EXTENSION

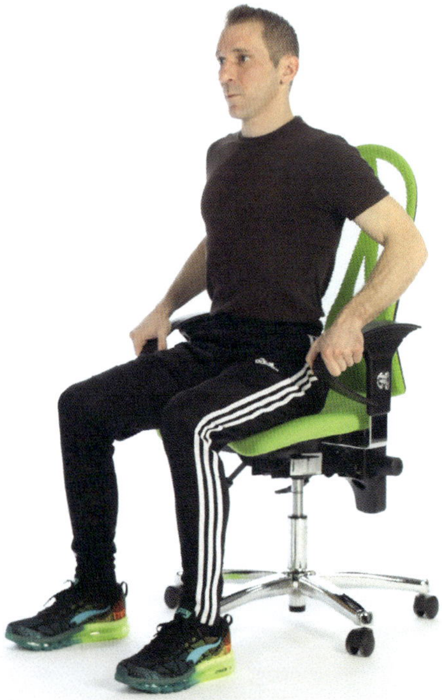

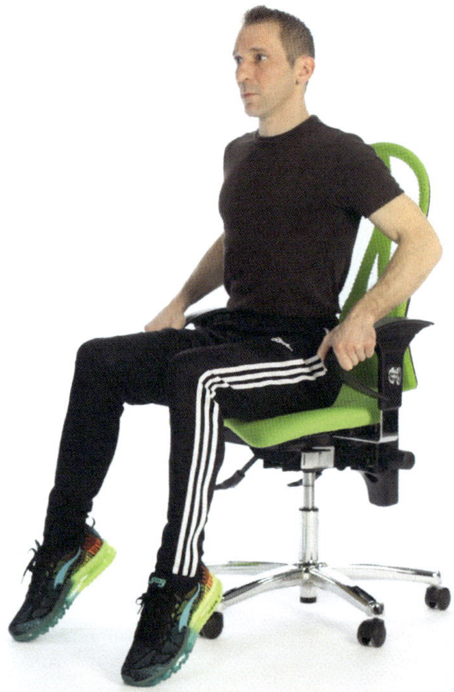

Übung	**Die Fersen anheben und absenken.**
ROM	Die Fußgelenke möglichst vollständig strecken.
Hinweis	Beim sogenannten Wadenheben den Fuß vollständig strecken, um möglichst große Bereiche der Muskulatur auf die später folgenden Belastungen vorzubereiten.
Atmung	Bei der Übung ruhig weiteratmen.
Wirkung	Mobilisierung des Sprunggelenks und der Wadenmuskulatur.

Anzahl	10		
Sätze	1		
Position	sitzen	stehen	
Tempo	langsam		
Form	gleichzeitig	abwechselnd	alternierend

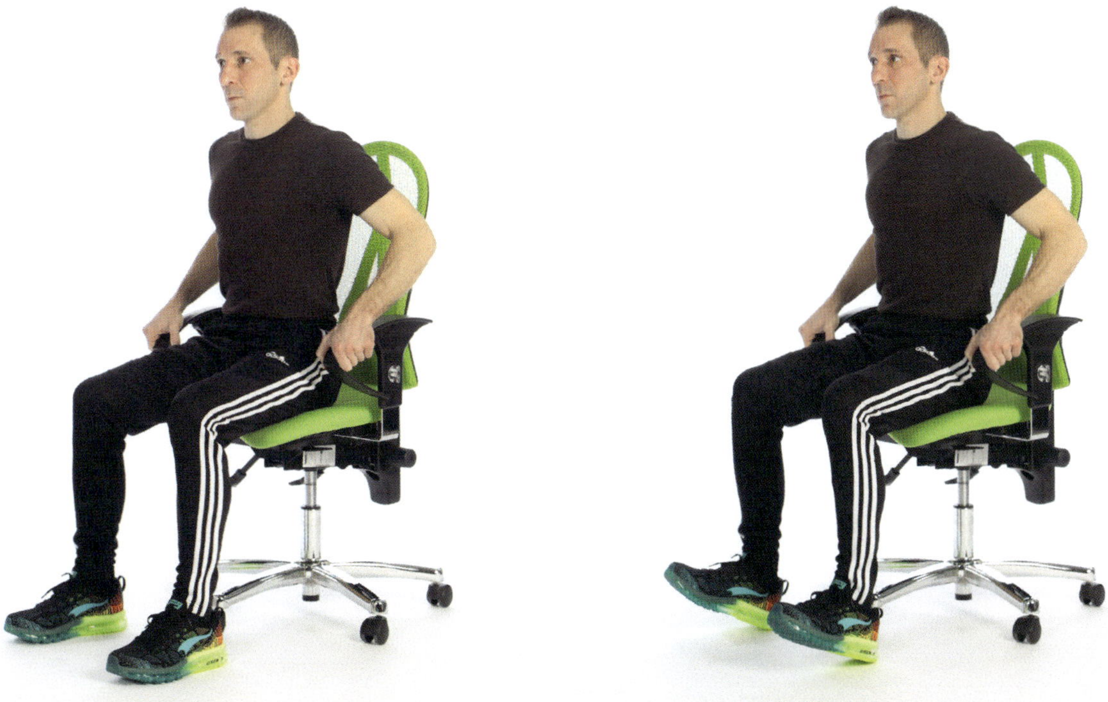

Übung	**Die Fußspitze anheben und absenken.**
ROM	Die Fußgelenke möglichst weit beugen.
Hinweis	Auch der Gegenspieler der Wade, die Schienbeinmuskulatur, ist wichtig für die Stabilität und Funktion des Unterschenkels und Fußes. Muskuläre Dysbalancen besser vermeiden.
Atmung	Bei der Übung ruhig weiteratmen.
Wirkung	Mobilisierung des Fußgelenks und der Schienbeinmuskulatur.

Anzahl	10		
Sätze	1		
Position	sitzen	stehen	
Tempo	langsam		
Form	gleichzeitig	abwechselnd	alternierend

5.7 ZIRKUMDUKTION

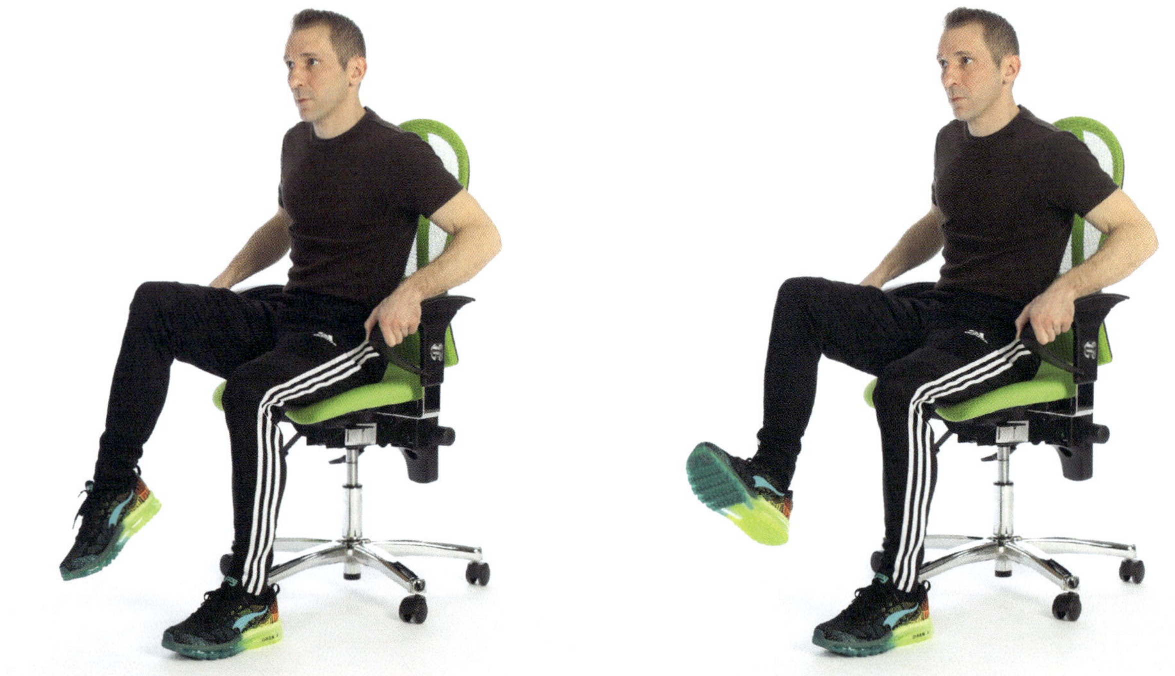

Übung	**Den Fuß kreisen.**
ROM	Die Bewegungsamplitude ist klein. Im Laufe der Zeit kann die ROM etwas gesteigert werden.
Hinweis	Die Übung ruhig und kontrolliert durchführen. Den Fuß in beide Richtungen kreisen. Die Übung nur so lange durchführen, wie es angenehm ist.
Atmung	Bei der Übung ruhig weiteratmen.
Wirkung	Mobilisierung des Fußgelenks. Verbesserung der Beweglichkeit des Fußes und des Sprunggelenks.

Anzahl	10	
Sätze	1	
Position	sitzen	stehen
Tempo	langsam	

5.8 SUPINATION/PRONATION

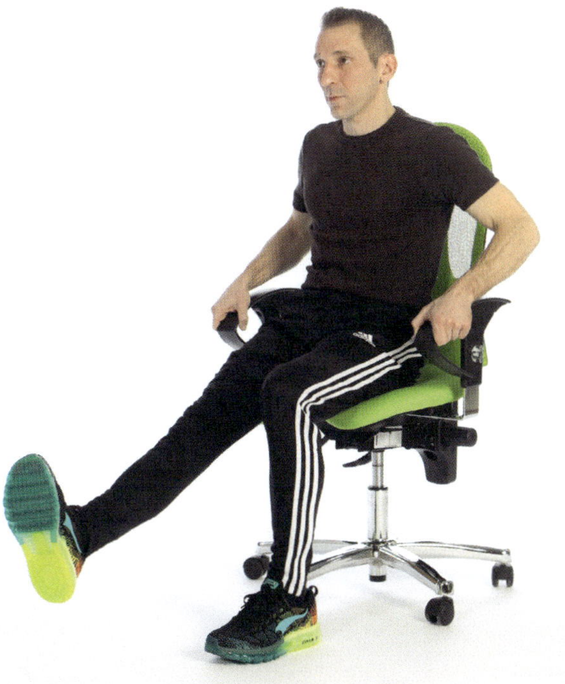

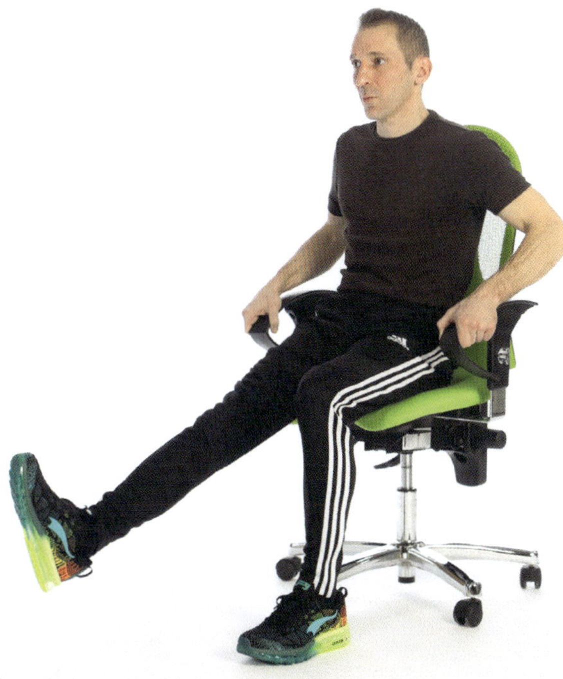

Übung	**Den Fuß einwärts und auswärts drehen.**
ROM	Die Bewegungsamplitude ist sehr klein.
Hinweis	Das Bein über dem Boden halten. Das Bein ist gestreckt. Die Übung ohne Schwung und langsam durchführen. In Ruhe und mit viel Körpergefühl üben.
Atmung	Bei der Übung ruhig weiteratmen.
Wirkung	Mobilisierung des Fußgelenks. Verbesserung der Beweglichkeit des Fußes und Sprunggelenks.

Anzahl	10	
Sätze	1	
Position	sitzen	stehen
Tempo	langsam	

5.9 ROTATION

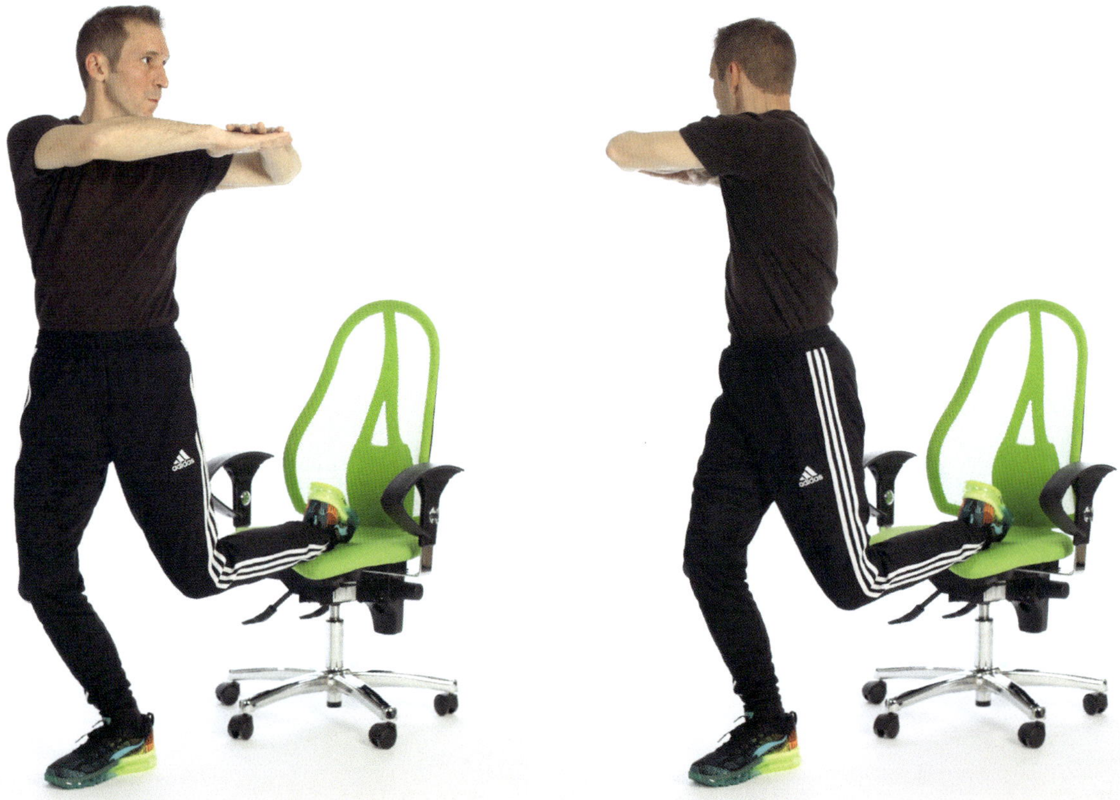

Übung	**Den Rumpf von einer Seite zur anderen Seite drehen.**
ROM	Die Bewegungsamplitude ist möglichst groß.
Hinweis	Das Standbein ist ruhig und unverdreht. Nicht mit Schwung üben. Auf eine präzise und kontrollierte Bewegungsausführung achten.
Atmung	Bei der Übung ruhig weiteratmen.
Wirkung	Funktionales Training der Muskelkette Hüfte, Bauch und Rücken.

Anzahl	10	15
Sätze	1	2
Tempo	langsam	mittel

5.10 EXTENSION

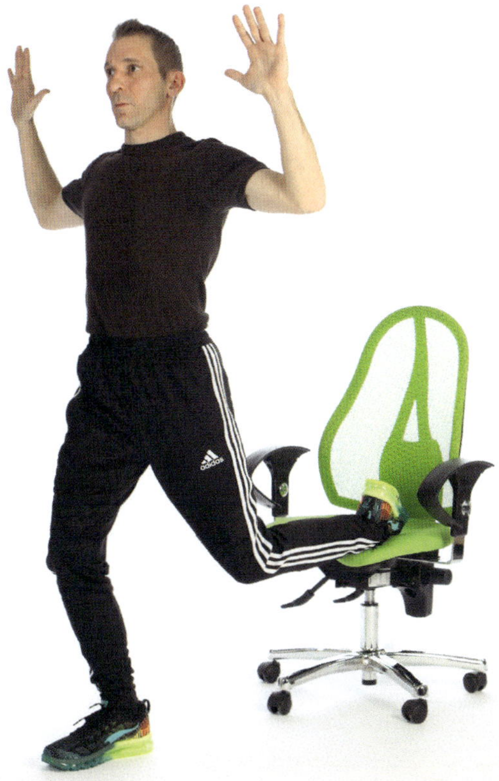

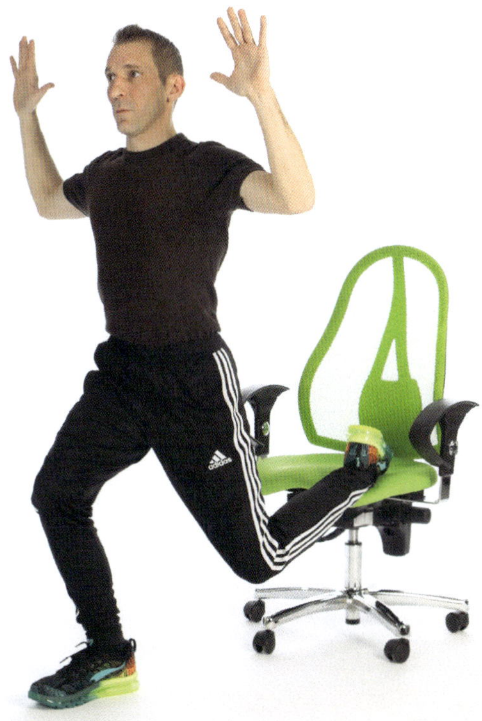

Übung	**Das Bein beugen und strecken.**
ROM	Das Bein nur leicht beugen.
Hinweis	Das Knie nicht über die Fußspitze vorschieben. Das Körpergewicht ruht vor allem auf der Ferse des Standbeins. Das hintere Bein auf dem Stuhl dient der Stabilisierung. Auf eine präzise Bewegungsausführung achten.
Atmung	Beim Beugen einatmen und beim Strecken ausatmen.
Wirkung	Funktionales Training der Muskelkette Bein, Hüfte und Rücken.

Anzahl	10	15	
Sätze	1	2	
Tempo	langsam	mittel	

5.11 EXTENSION

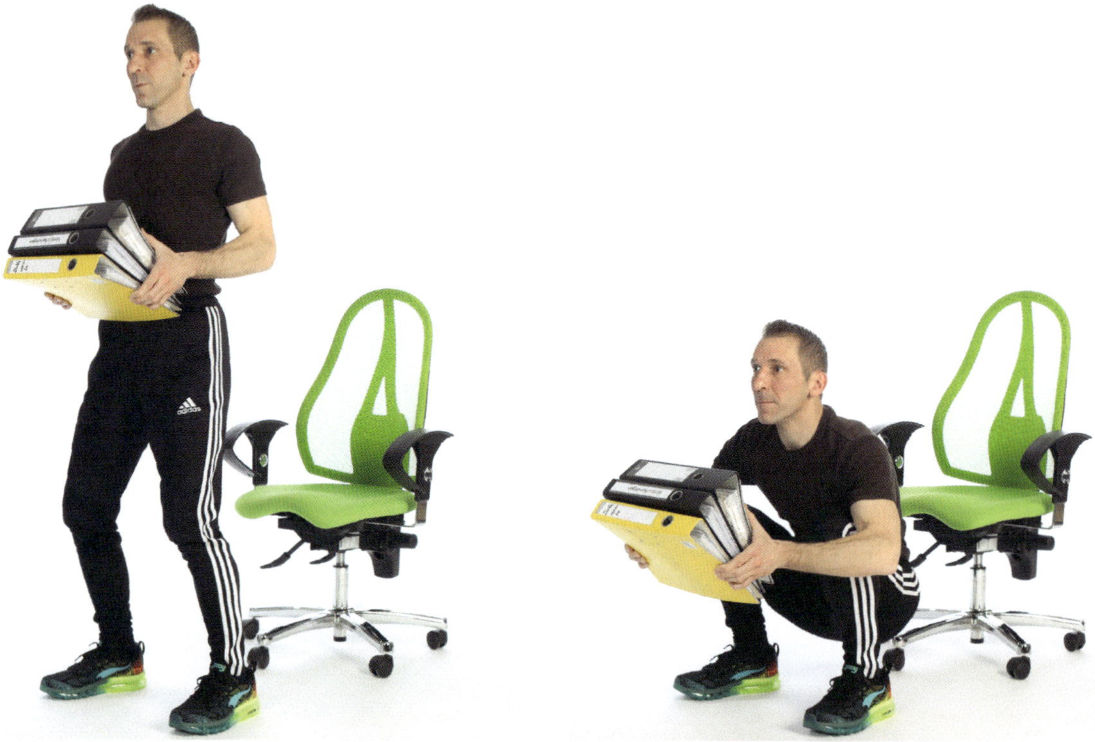

Übung **Das Bein beugen und strecken.**

ROM Die Bewegungsamplitude im Laufe der Zeit variieren.

Hinweis Bei der Kniebeuge zeigen die Fußspitzen gerade nach vorne oder leicht nach außen. Die Knie bleiben immer hinter den Fußspitzen.

Atmung Beim Beugen einatmen und beim Strecken ausatmen.

Wirkung Kräftigung der Muskeln der Oberschenkelvorderseite (und Rückseite).

Anzahl	10	15	20
Sätze	1	2	3-4
Position	sitzen	stehen	einbeinig
Tempo	langsam	mittel	schnell/explosiv
Fuß:	hüftbreit	eng oder weit	Schrittstellung

5.12 EXTENSION

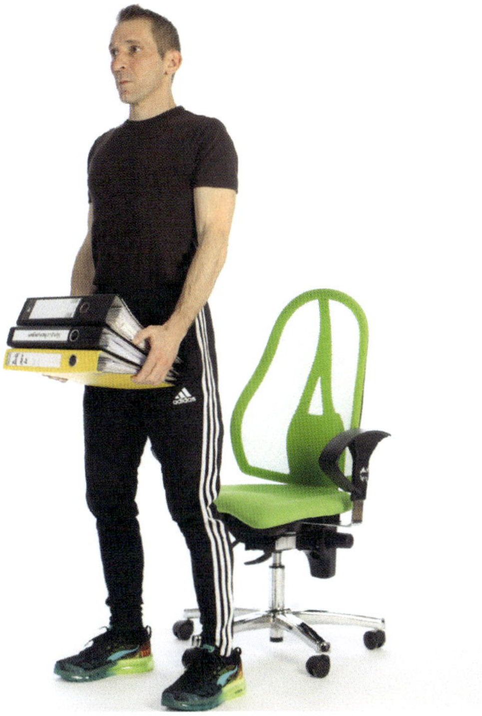

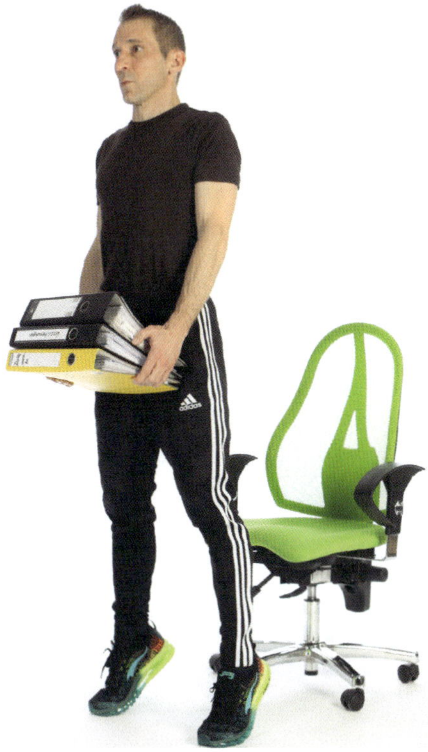

Übung	**Die Fersen anheben und absenken.**
ROM	Beim Wadenheben können die Fersen beim Absenken den Boden kurz berühren. Das Fußgelenk möglichst vollständig strecken.
Hinweis	Als Variante den Vorderfuß auf eine Erhöhung stellen. Als Erhöhung eignet sich zum Beispiel ein Buch.
Atmung	Beim Anheben ausatmen und beim Absenken einatmen.
Wirkung	Kräftigung der Waden- und Fußmuskulatur.

Anzahl	10	15	20
Sätze	1	2	3-4
Position	sitzen	stehen	einbeinig
Tempo	langsam	mittel	schnell/explosiv
Fuß:	hüftbreit	eng	weit

5.13 FLEXION

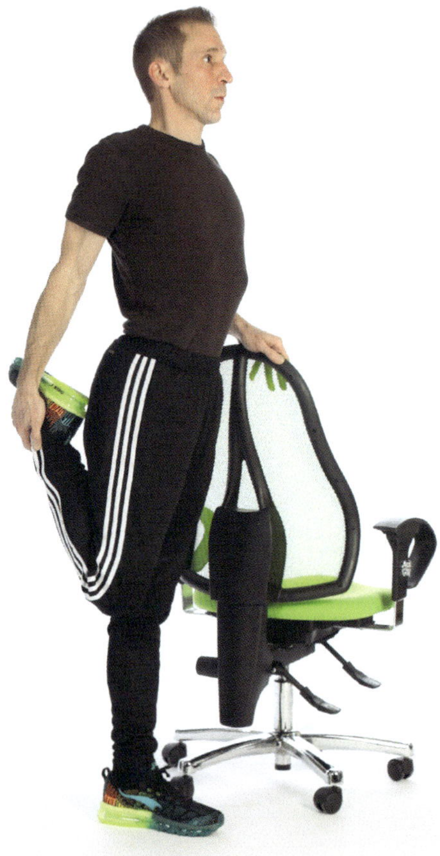

Übung	**Das Bein beugen. Eine Hand umfasst das Fußgelenk und drückt die Ferse sanft Richtung Gesäß.**
ROM	Die Bewegungsamplitude möglichst voll ausnutzen.
Hinweis	Den Fuß nicht an der Fußspitze, sondern am Knöchel festhalten. Auf eine aufrechte Körperhaltung achten. Die Hüfte zeigt frontal nach vorne und ist unverdreht.
Atmung	Bei der Übung ruhig weiteratmen.
Wirkung	Dehnung der Muskeln der Oberschenkelvorderseite.

Dauer:	10 Sekunden	20 Sekunden	30 Sekunden
Sätze	1		
Tempo	langsam		

5.14 EXTENSION

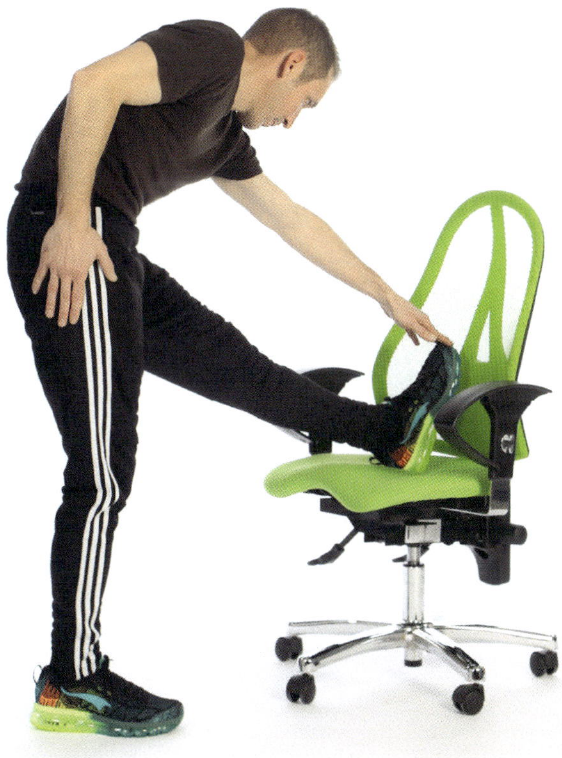

Übung	**Das Bein ausstrecken, den Rumpf mit sanftem Druck nach unten beugen und halten.**
ROM	Die Bewegungsamplitude im Laufe der Zeit langsam steigern.
Hinweis	Beim Dehnen immer langsam die Startposition einnehmen. Nur solange dehnen, wie es gut tut. Je weiter der Rumpf nach vorne unten abgesenkt wird, desto intensiver ist die Übung. Die Übung kann mit rundem oder mit geradem Rücken durchgeführt werden.
Atmung	Bei der Übung ruhig weiteratmen.
Wirkung	Dehnung der Muskeln der Oberschenkelrückseite.

Dauer:	10 Sekunden	20 Sekunden	30 Sekunden
Sätze	1		
Tempo	langsam		

5.15 EXTENSION

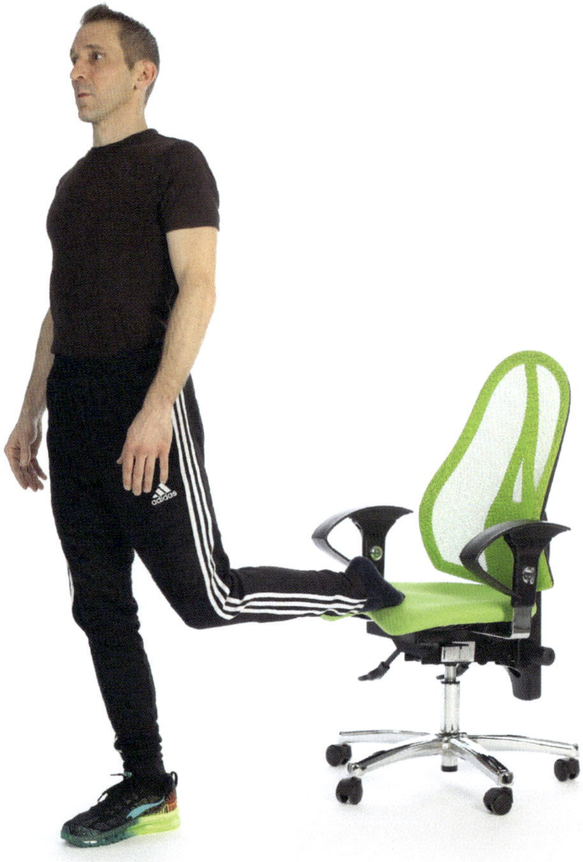

Übung	**Die Fußspitze sanft auf die Stuhlkante legen und halten.**
ROM	Die Bewegungsamplitude ist sehr klein.
Hinweis	Bei dieser Übung muss der entsprechende Schuh ausgezogen werden. Es sollte mit viel Körpergefühl trainiert werden. Ein leichter Zug im Bereich des Schienbeins zeigt den Dehneffekt. Langsam und kontrolliert üben.
Atmung	Bei der Übung ruhig weiteratmen.
Wirkung	Dehnung der Schienbeinmuskulatur.

Dauer:	10 Sekunden	20 Sekunden	30 Sekunden
Sätze	1		
Tempo	langsam		

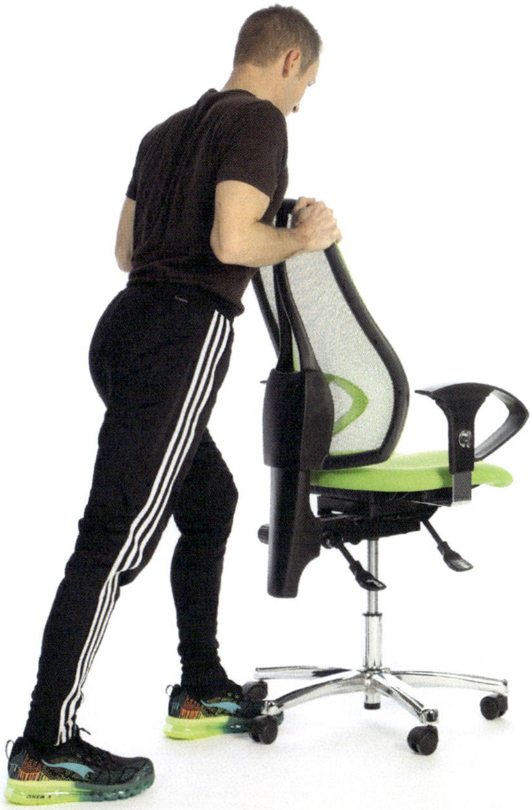

Übung **Die Ferse vom hinteren Bein Richtung Boden drücken und den Oberkörper etwas nach vorne legen. Jetzt mit der hinteren Ferse sanften Druck Richtung Boden ausüben.**

ROM Die Bewegungsamplitude im Laufe der Zeit langsam steigern.

Hinweis Beim Dehnen sind abrupte Bewegungen zu vermeiden. Zum Beginn der Übung die Kraft behutsam steigern und zum Ende der Übung die Kraft langsam reduzieren.

Atmung Bei der Übung ruhig weiteratmen.

Wirkung Dehnung der Wadenmuskulatur.

Dauer:	10 Sekunden	20 Sekunden	30 Sekunden
Sätze	1		
Tempo	langsam		

6. SCHULTER UND SCHULTERBLATT

6.1 ELEVATION/DEPRESSION

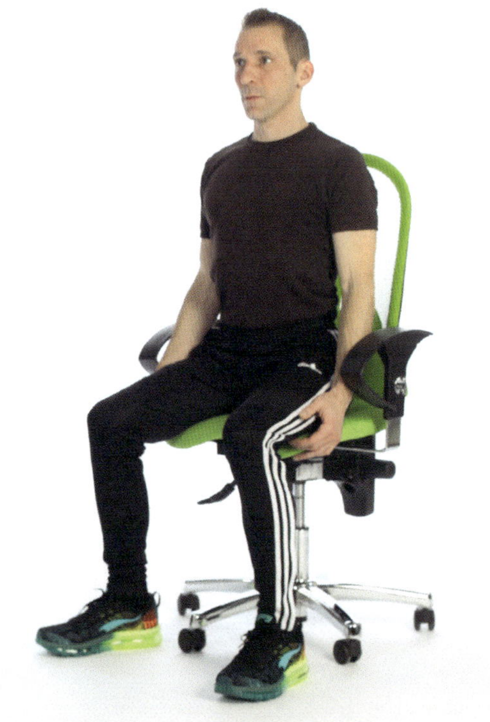

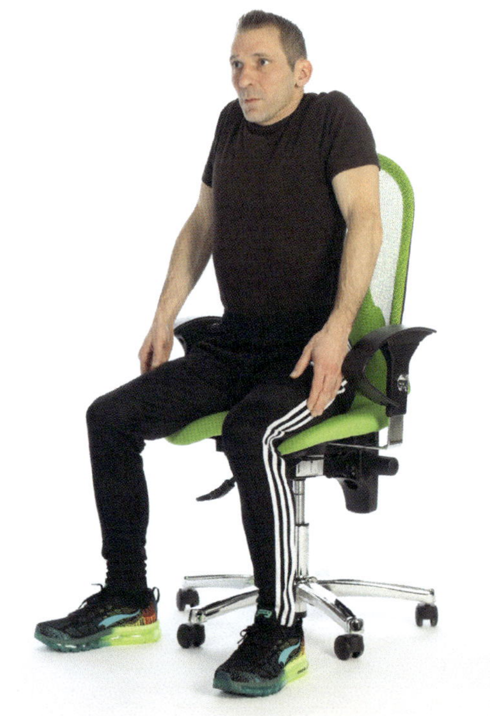

Übung	**Das Schulterblatt anheben und senken.**
ROM	Die Bewegungsamplitude ist klein. Die Schulterblätter nicht durch zu große Bewegungen überlasten.
Hinweis	Der Kopf ist gerade und die Körperhaltung aufrecht. Brust raus. Die Übung ohne Schwung durchführen.
Atmung	Bei der Übung ruhig weiteratmen.
Wirkung	Mobilisierung der seitlichen Schultermuskulatur und des Schulterblatts.

Anzahl	10	
Sätze	1	
Position	sitzen	stehen
Tempo	langsam	

6.2 ABDUKTION

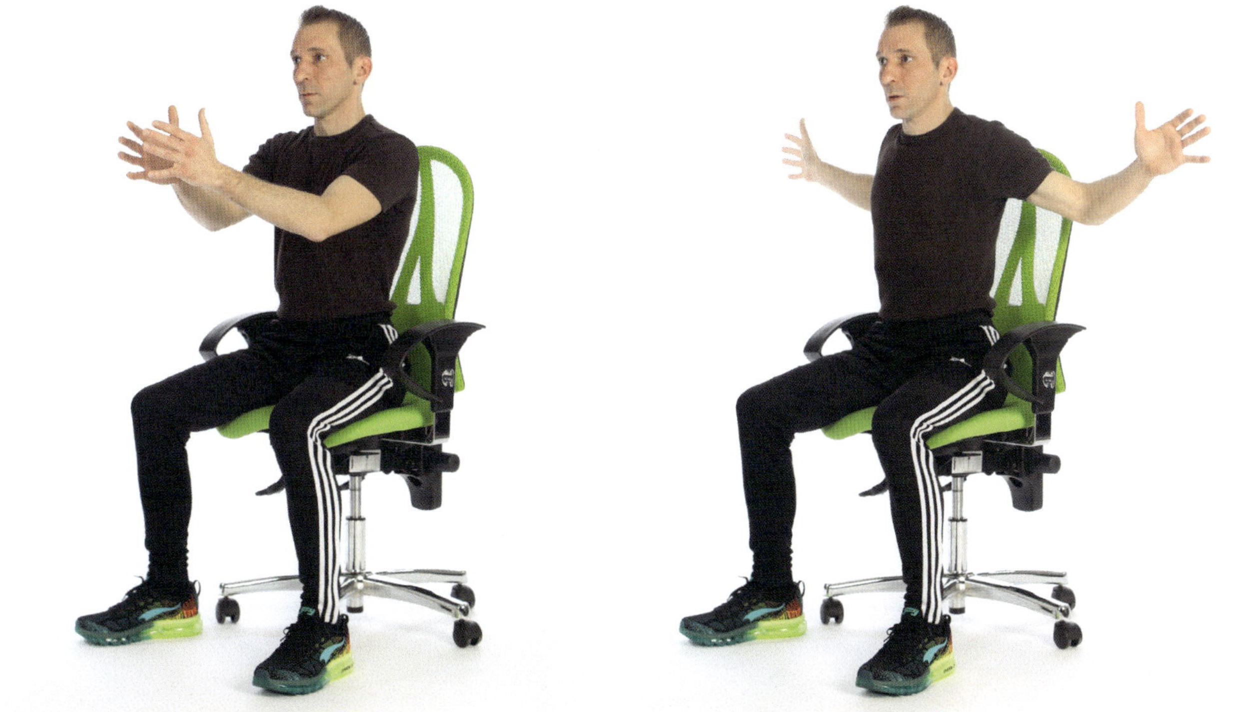

Übung	**Den Arm federnd nach hinten abspreizen.**
ROM	Die Bewegungsamplitude ist möglichst groß. Eine weite fliegende Bewegung durchführen.
Hinweis	Auf eine aufrechte Körper- und Kopfhaltung achten. Man sollte sich bei der Übung vorstellen, mit den Schulterblättern eine Nuss zu knacken.
Atmung	Bei der Übung ruhig weiteratmen.
Wirkung	Mobilisierung der hinteren Schultermuskulatur und des Schulterblatts.

Anzahl	10	
Sätze	1	
Position	sitzen	stehen
Tempo	langsam	

6.3 ADDUKTION

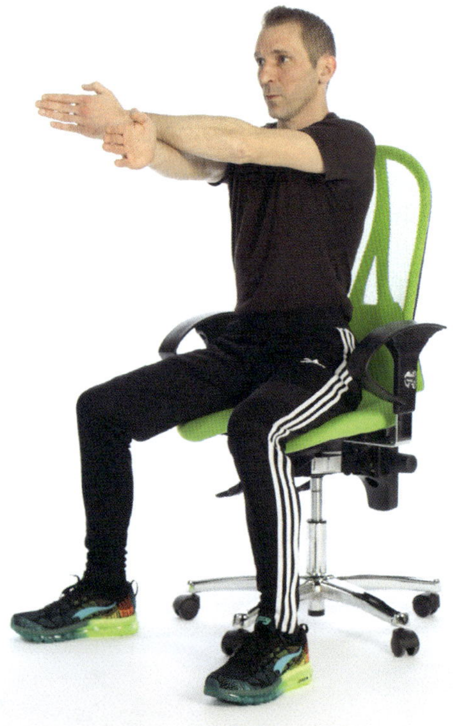

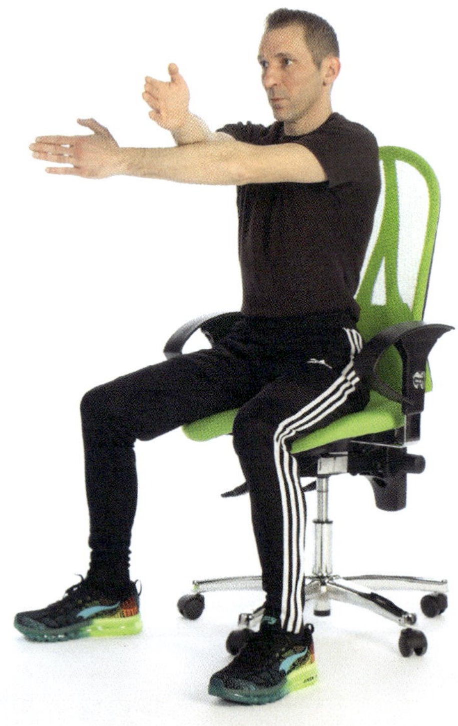

Übung **Die Arme vor dem Körper im Wechsel federnd kreuzen.**

ROM Die Arme bleiben relativ nah zusammen.

Hinweis Bei der Übung Körperspannung im Rumpf und in der Brustmuskulatur aufbauen. Durch die kreuzende Bewegung ist jeder Arm mal unten und mal oben.

Atmung Bei der Übung ruhig weiteratmen.

Wirkung Mobilisierung der vorderen Schultermuskulatur und des Schulterblatts.

Anzahl	10	
Sätze	1	
Position	sitzen	stehen
Tempo	langsam	

6.4 ROTATION

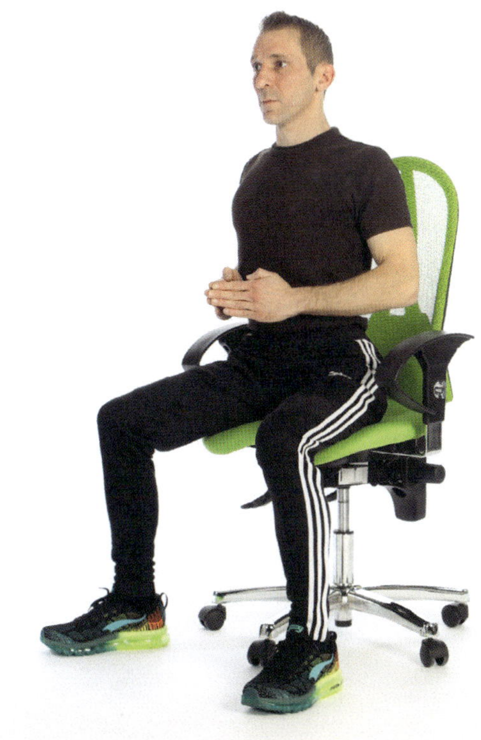

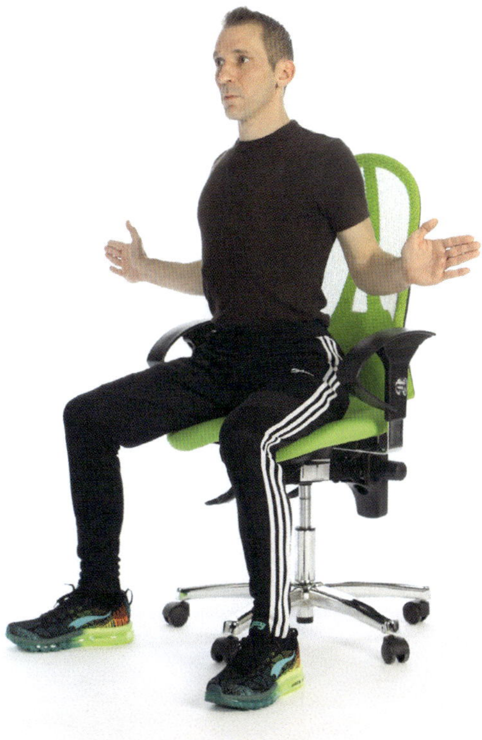

Übung	**Den Arm nach Außen und Innen drehen.**
ROM	Die Bewegungsamplitude ist mittelgroß.
Hinweis	Die Bewegung darf leicht federnd sein, aber am Umkehrpunkt sollte nicht zu viel Kraft aufgewendet werden. Eine präzise, ruhige Bewegungsausführung ist zweckmäßig.
Atmung	Bei der Übung ruhig weiteratmen.
Wirkung	Mobilisierung von Schulterblattmuskulatur und Rotatorenmanschette, Öffnung von Brust und Schulter.

Anzahl	10	
Sätze	1	
Position	sitzen	stehen
Tempo	langsam	

6.5 ROTATION

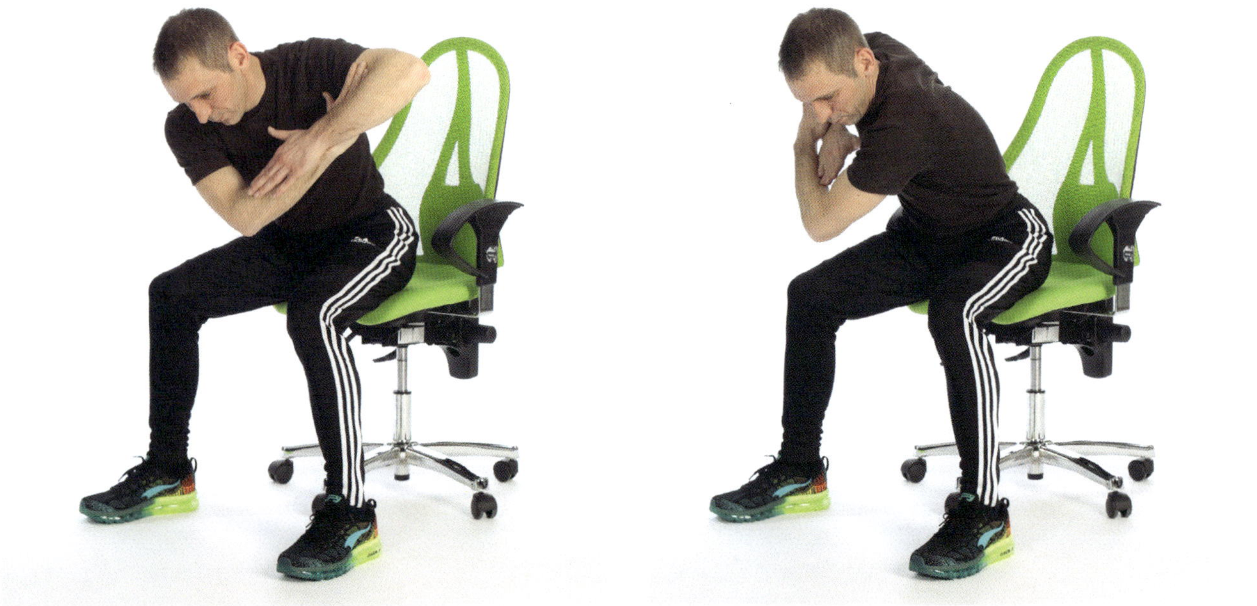

Übung	**Den Schultergürtel von einer Seite zur anderen Seite drehen.**
ROM	Die Bewegungsamplitude ist klein bis mittel. Im Laufe der Zeit die ROM etwas steigern.
Hinweis	Der Rücken ist gerade und ca. 45 Grad vorgeneigt. Auf eine ausreichende Rumpfspannung achten. Eine lockere und unverkrampfte Bewegung durchführen.
Atmung	Bei der Übung ruhig weiteratmen.
Wirkung	Mobilisierung der Schultermuskulatur und des Schulterblatts.

Anzahl	10	
Sätze	1	
Position	sitzen	stehen
Tempo	langsam	

6.6 ROTATION

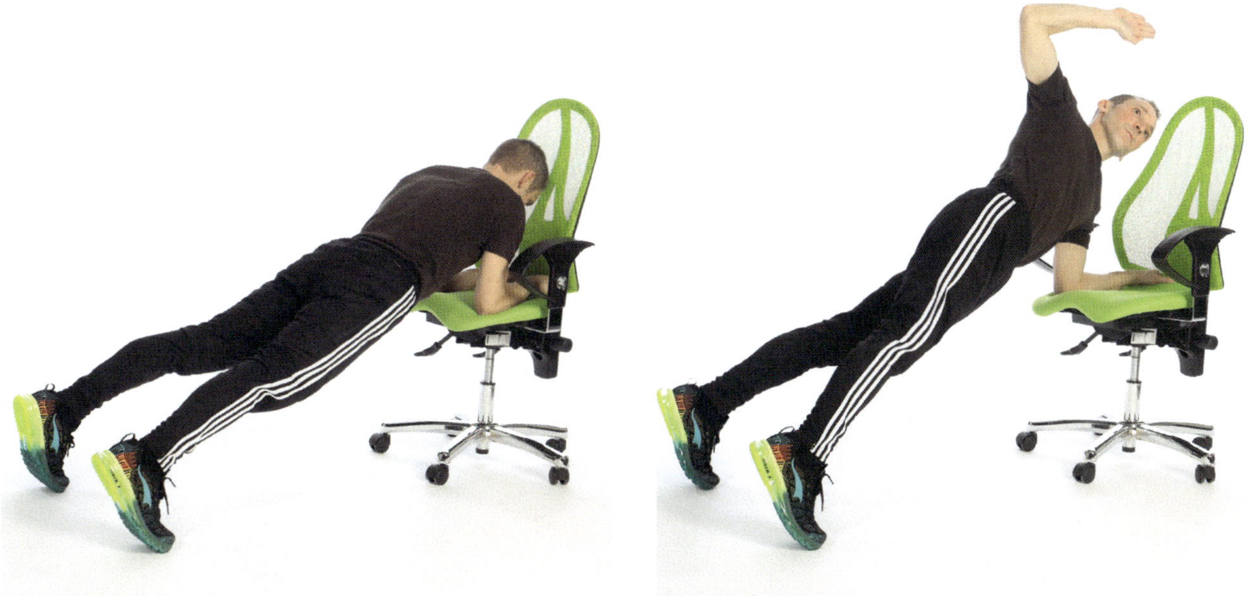

Übung	**Den Rumpf auswärts drehen und einwärts drehen.**
ROM	Die Bewegungsamplitude möglichst ausnutzen.
Hinweis	Der Rücken ist gerade. Beim Unterarmstütz (Plank) kommt es zu einem ausgeprägten Training der Rumpfstabilisatoren. Nur technisch ‚saubere' Wiederholungen durchführen. Wenn der Stuhl vor einer Wand steht, wird ein Wegrollen erschwert.
Atmung	Beim auswärts Drehen ausatmen beim einwärts Drehen einatmen.
Wirkung	Funktionales Training der Muskelkette Beine, Rumpf und Schulterblatt.

Anzahl	10	15
Sätze	1	2
Tempo	langsam	mittel
Art:	gleiche Seite	abwechselnd

6.7 ELEVATION

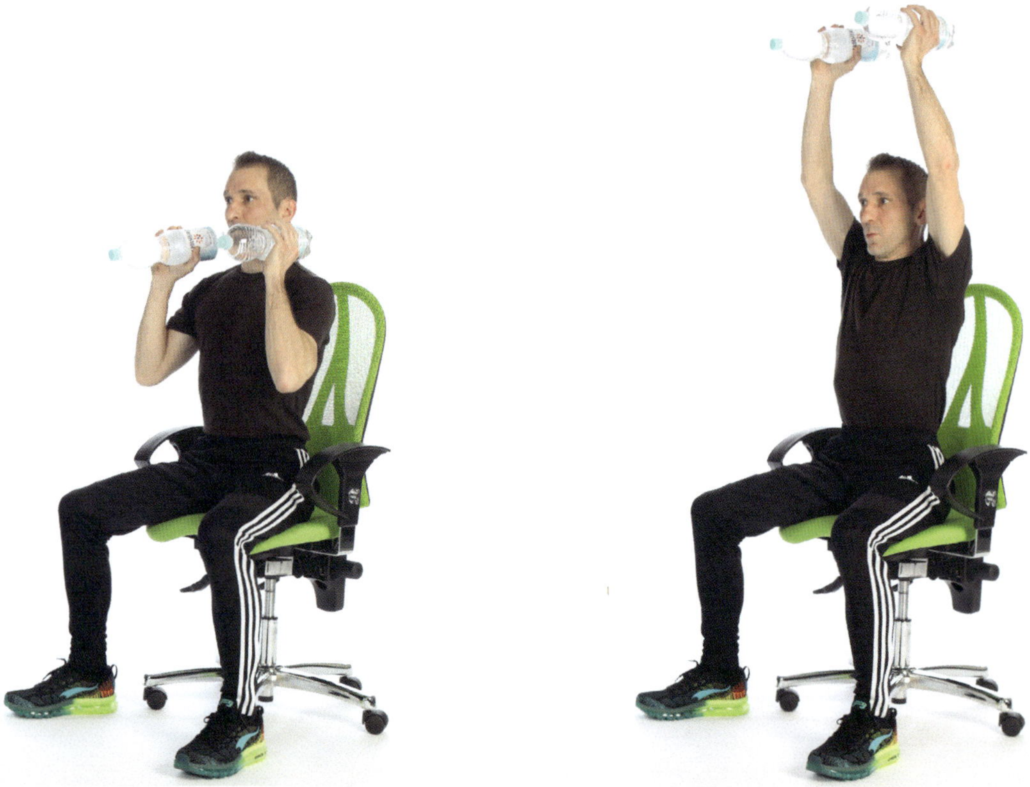

Übung	**Den Arm anheben und absenken.**
ROM	Am Umkehrpunkt die Ellbogengelenke nicht mit Schwung durchstrecken. Der Arm bleibt minimal gebeugt.
Hinweis	Bei der Schulterpresse die Arme eng am Körper führen.
Atmung	Beim Anheben ausatmen und beim Absenken einatmen.
Wirkung	Kräftigung der vorderen und seitlichen Schultermuskulatur sowie des Armstreckers.

Anzahl	10	15	20
Sätze	1	2	3-4
Position	sitzen	stehen	einbeinig
Tempo	langsam	mittel	schnell/explosiv
Form	gleichzeitig	abwechselnd	alternierend

6.8 RETROVERSION

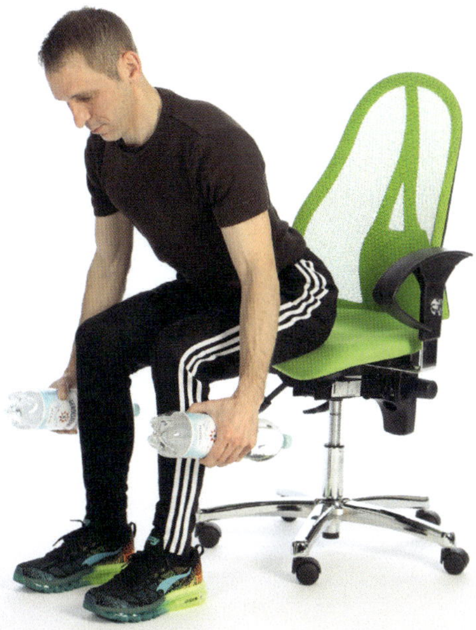

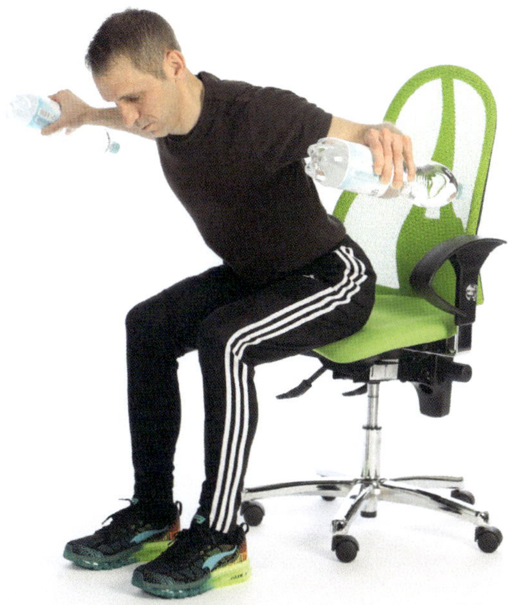

Übung	**Den Arm seitlich anheben und absenken.**
ROM	Die Bewegungsamplitude ist groß.
Hinweis	Beim Schmetterling rückwärts sind die Arme leicht gebeugt. Der Rücken ist gerade und ca. 45 Grad vorgeneigt. Bei allen Übungen das Gewicht regelmäßig steigern.
Atmung	Beim Anheben ausatmen und beim Absenken einatmen.
Wirkung	Kräftigung der hinteren Schulter- und der Schulterblatt-muskeln.

Anzahl	10	15	20
Sätze	1	2	3-4
Position	sitzen	stehen	einbeinig
Tempo	langsam	mittel	schnell/explosiv
Form	gleichzeitig	abwechselnd	alternierend

6.9 ROTATION

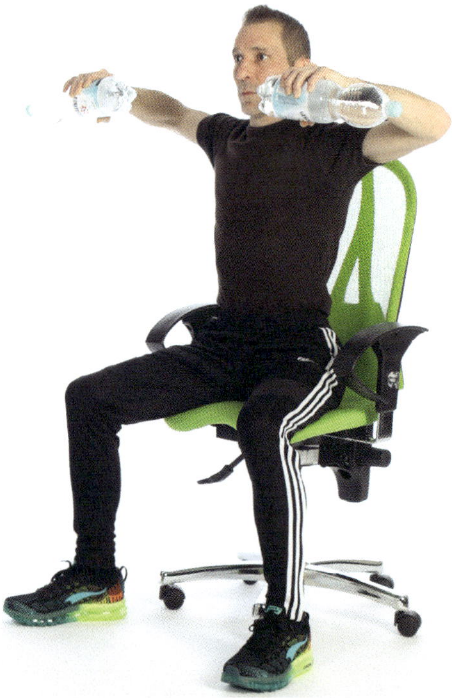

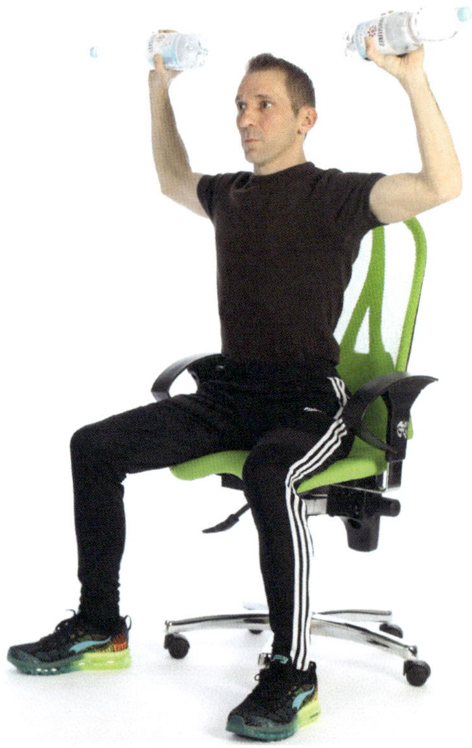

Übung	**Den Unterarm anheben und absenken.**
ROM	Die Bewegungsamplitude ist mittel. Schulter und Ellbogen sind am Startpunkt und Umkehrpunkt auf Schulterhöhe.
Hinweis	Der Ellbogen ist und bleibt immer hinten oben auf Schulterhöhe. Auf eine präzise und kontrollierte Bewegungsausführung achten.
Atmung	Beim Anheben ausatmen und beim Absenken einatmen.
Wirkung	Kräftigung der Muskeln der Rotatorenmanschette.

Anzahl	10	15	20
Sätze	1	2	3-4
Position	sitzen	stehen	einbeinig
Tempo	langsam	mittel	schnell/explosiv
Form	gleichzeitig	abwechselnd	alternierend

6.10 RETROVERSION

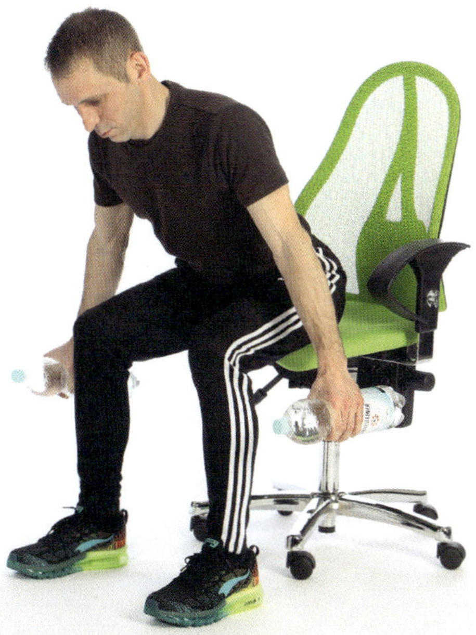

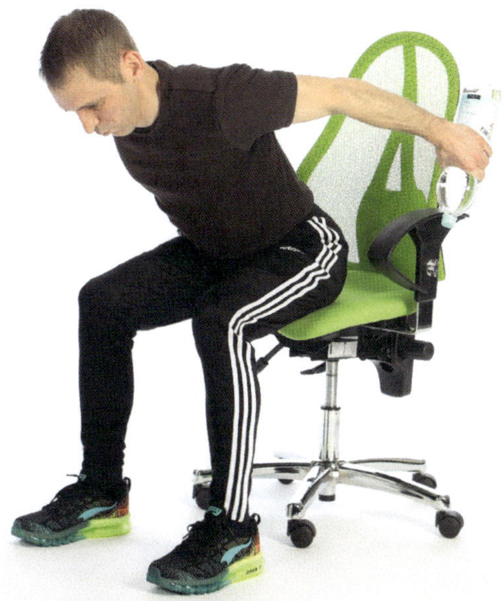

Übung	**Den Arm nach hinten anheben und absenken.**
ROM	Die Bewegungsamplitude ist mittel.
Hinweis	Der Arm ist und bleibt gestreckt. Der Rücken ist gerade und ca. 45 Grad vorgeneigt.
Atmung	Beim Anheben ausatmen und beim Absenken einatmen.
Wirkung	Kräftigung des breiten Rückenmuskels und der hinteren Schultermuskulatur.

Anzahl	10	15	20
Sätze	1	2	3-4
Position	sitzen	stehen	einbeinig
Tempo	langsam	mittel	schnell/explosiv
Form	gleichzeitig	abwechselnd	alternierend
Griff	neutral	Oberhand	Unterhand

6.11 ANTEVERSION

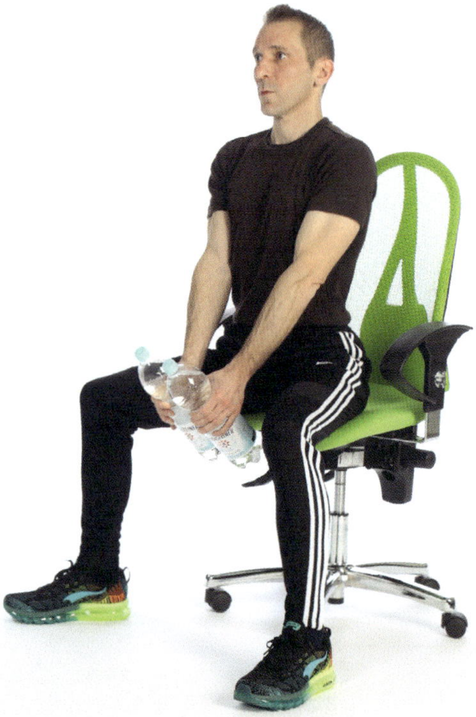

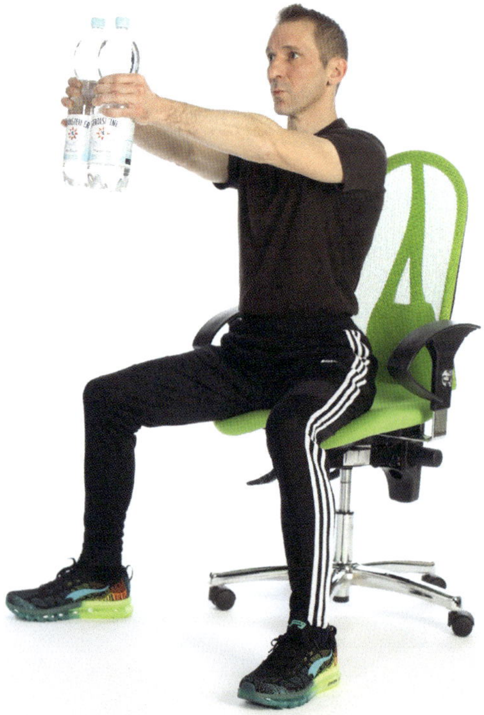

Übung	**Den Arm anheben und absenken.**
ROM	Das Gewicht nur bis zur Schulterachse anheben.
Hinweis	Beim Frontheben ist der Arm gestreckt. Die richtige Körperspannung begünstigt die Übungsausführung.
Atmung	Beim Anheben ausatmen und beim Absenken einatmen.
Wirkung	Kräftigung der vorderen Schulter und der oberen Brustmuskulatur.

Anzahl	10	15	20
Sätze	1	2	3-4
Position	sitzen	stehen	einbeinig
Tempo	langsam	mittel	schnell/explosiv
Form	gleichzeitig	abwechselnd	alternierend
Griff	neutral	Oberhand	

6.12 ANTEVERSION

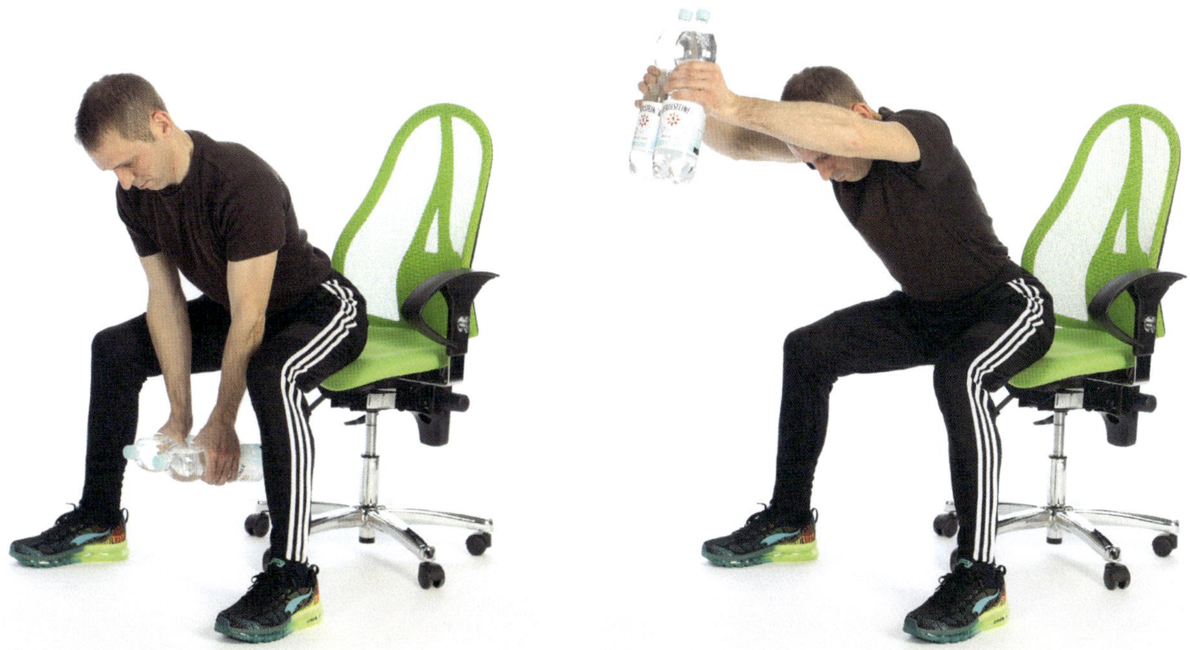

Übung **Den Arm anheben und absenken.**

ROM Die Bewegungsamplitude ist mittel. Nicht übertreiben.

Hinweis Die Arme sind gestreckt. Der Blick bleibt Richtung Boden gerichtet. Der Rücken ist gerade und ca. 45 Grad vorgeneigt.

Atmung Beim Anheben ausatmen und beim Absenken einatmen.

Wirkung Kräftigung vorderer, hinterer Schultermuskulatur und Nacken.

Anzahl	10	15	20
Sätze	1	2	3-4
Position	sitzen	stehen	einbeinig
Tempo	langsam	mittel	schnell/explosiv
Form	gleichzeitig	abwechselnd	alternierend
Griff	neutral	Oberhand	

6.13 ABDUKTION

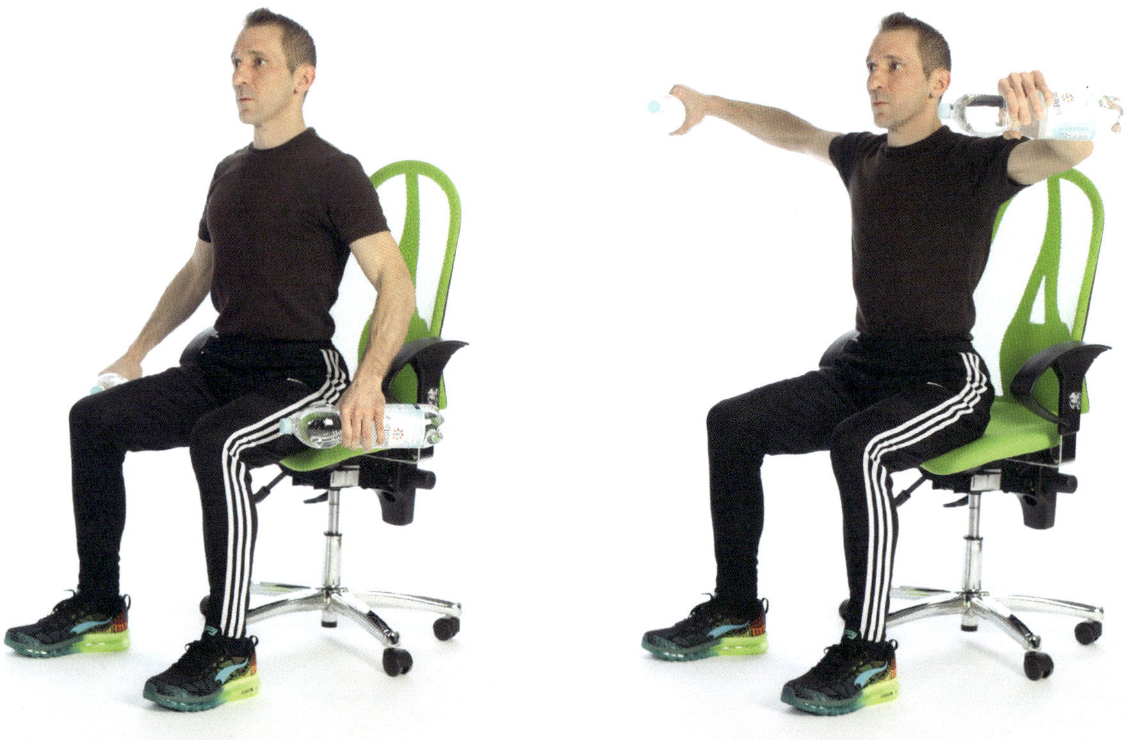

Übung	**Den Arm seitlich anheben und absenken.**
ROM	Die Bewegungsamplitude ist mittel bis groß. Die Arme werden nur bis Höhe der Schulterachse angehoben.
Hinweis	Beim Seitheben sind die Arme leicht gebeugt. Auf eine aufrechte Kopf- und Körperhaltung achten.
Atmung	Beim Anheben ausatmen und beim Absenken einatmen.
Wirkung	Kräftigung der seitlichen Schultermuskulatur.

Anzahl	10	15	20
Sätze	1	2	3-4
Position	sitzen	stehen	einbeinig
Tempo	langsam	mittel	schnell/explosiv
Form	gleichzeitig	abwechselnd	alternierend

6.14 RETROVERSION

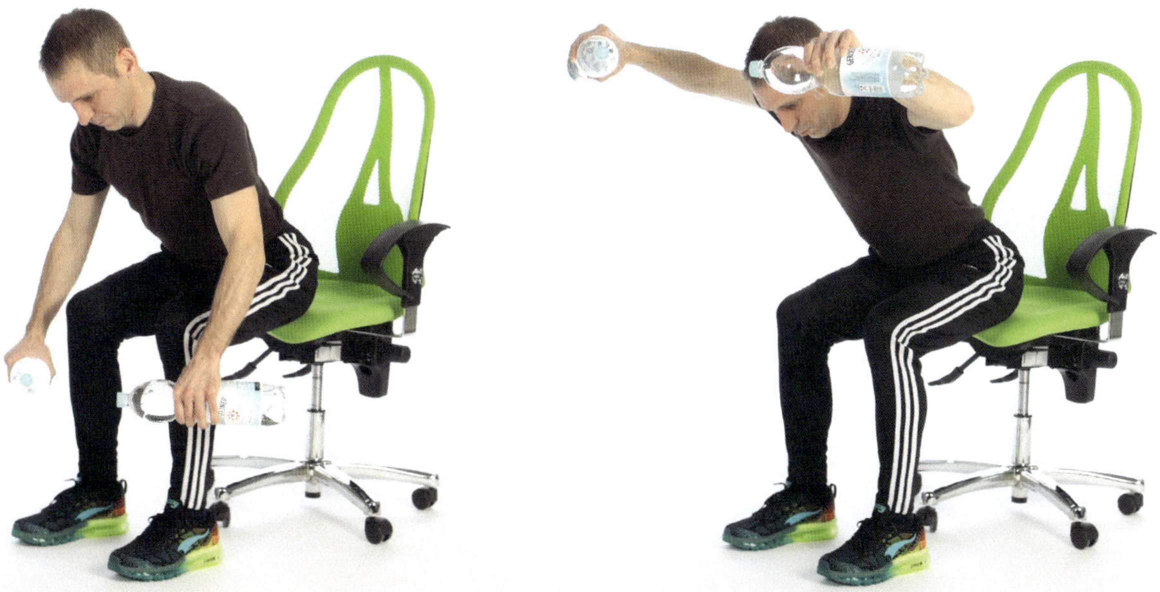

Übung	**Den Arm in Form eines Y nach vorne anheben.**
ROM	Die Bewegungsamplitude ist mittel bis groß.
Hinweis	Die Arme sind leicht gebeugt. Der Rücken ist gerade und ca. 45 Grad vorgeneigt. Auf eine ausreichende Stabilisation des Rumpfes durch Körperspannung achten.
Atmung	Beim Anheben ausatmen und beim Absenken einatmen.
Wirkung	Kräftigung der hinteren Schulter- und Schulterblattmuskulatur.

Anzahl	10	15	20
Sätze	1	2	3-4
Position	sitzen	stehen	einbeinig
Tempo	langsam	mittel	schnell/explosiv
Form	gleichzeitig	abwechselnd	alternierend

6.15 ABDUKTION

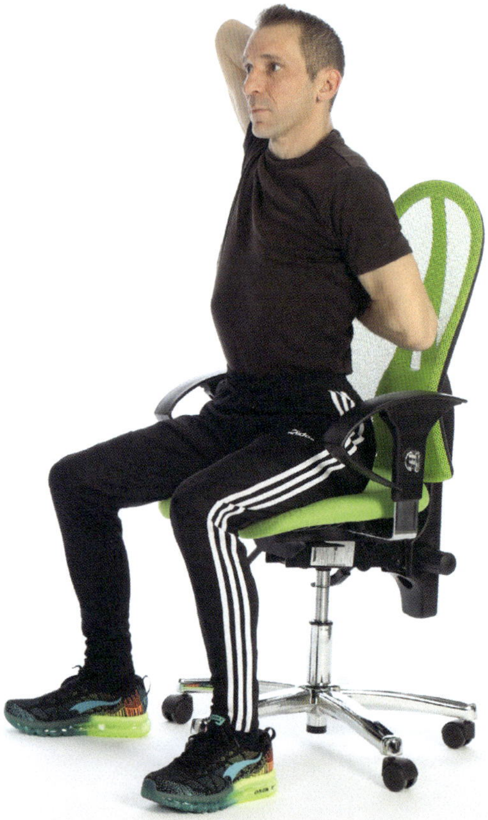

Übung	**Beide Arme sanft zusammenführen und halten.**
ROM	Die Bewegungsamplitude im Laufe der Zeit vergrößern. In der Regel ist eine Seite deutlich schlechter als die andere. Das lässt sich durch regelmäßiges Üben verbessern.
Hinweis	Immer behutsam und leicht dehnen.
Atmung	Bei der Übung ruhig weiteratmen.
Wirkung	Dehnung der vorderen und seitlichen Schultermuskulatur.

Dauer:	10 Sekunden	20 Sekunden	30 Sekunden
Sätze	1		
Position	sitzen	stehen	
Tempo	langsam		

6.16 ADDUKTION

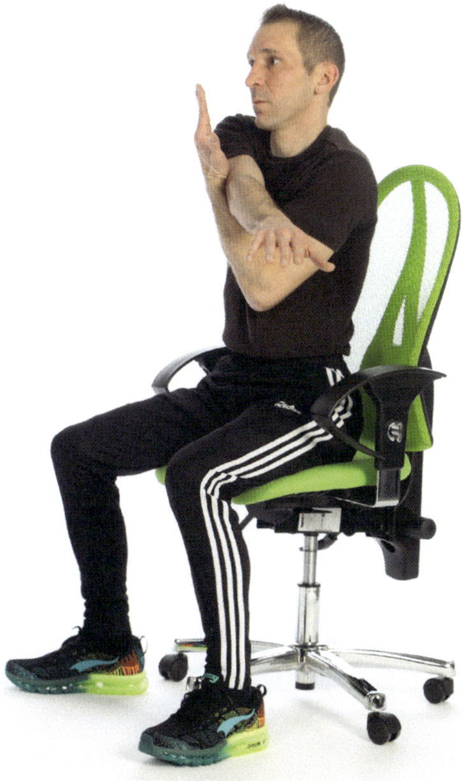

Übung	**Den Arm vor dem Körper sanft zu Seite ziehen und halten.**
ROM	Die Bewegungsamplitude ist relativ klein. Im Verlauf der Übung kann der Zug etwas verstärkt werden. Der Arm ist gestreckt oder leicht gebeugt.
Hinweis	Der Arm ist leicht gebeugt.
Atmung	Bei der Übung ruhig weiteratmen.
Wirkung	Dehnung der hinteren und seitlichen Schultermuskulatur sowie des Schulterblatts.

Dauer:	10 Sekunden	20 Sekunden	30 Sekunden
Sätze	1		
Position	sitzen	stehen	
Tempo	langsam		

7. NACKEN UND HALSWIRBELSÄULE

7.1 EXTENSION/FLEXION

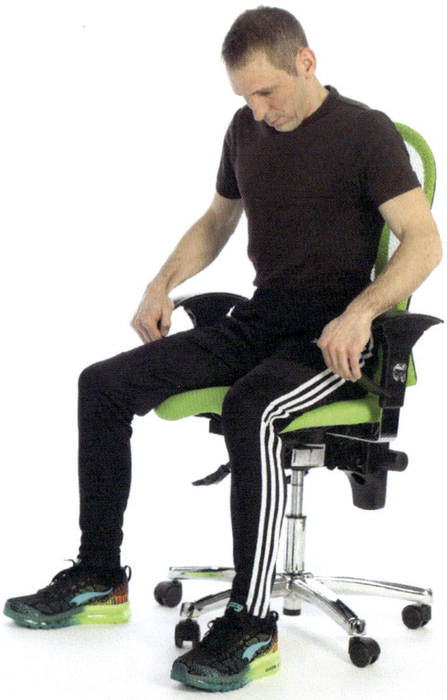

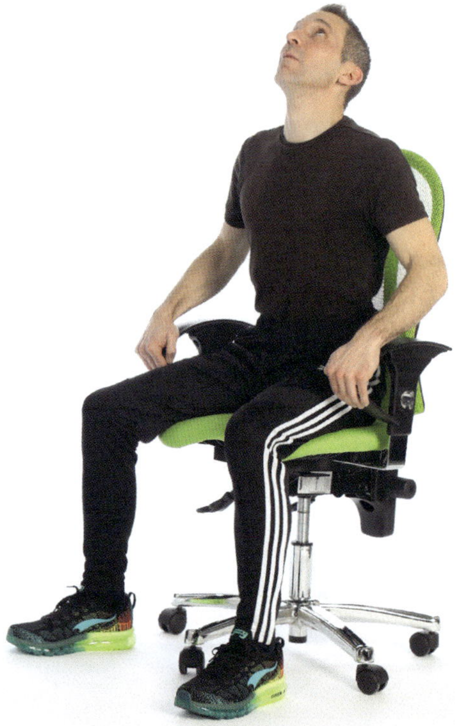

Übung	**Den Kopf anheben und absenken.**
ROM	Die Bewegungsamplitude ist klein bis mittel. Den Kopf nicht zu weit nach hinten lehnen, weil sonst zu hohe Belastungen entstehen können.
Hinweis	Übungen der Halswirbelsäule und des Nackenbereichs sollten sorgfältig ohne Schwung durchgeführt werden. Die Dynamik sollte ruhig und gleichmäßig sein.
Atmung	Bei der Übung ruhig weiteratmen.
Wirkung	Mobilisierung der Kopfstreck- und Kopfbeugemuskulatur.

Anzahl	10	
Sätze	1	
Position	sitzen	stehen
Tempo	langsam	

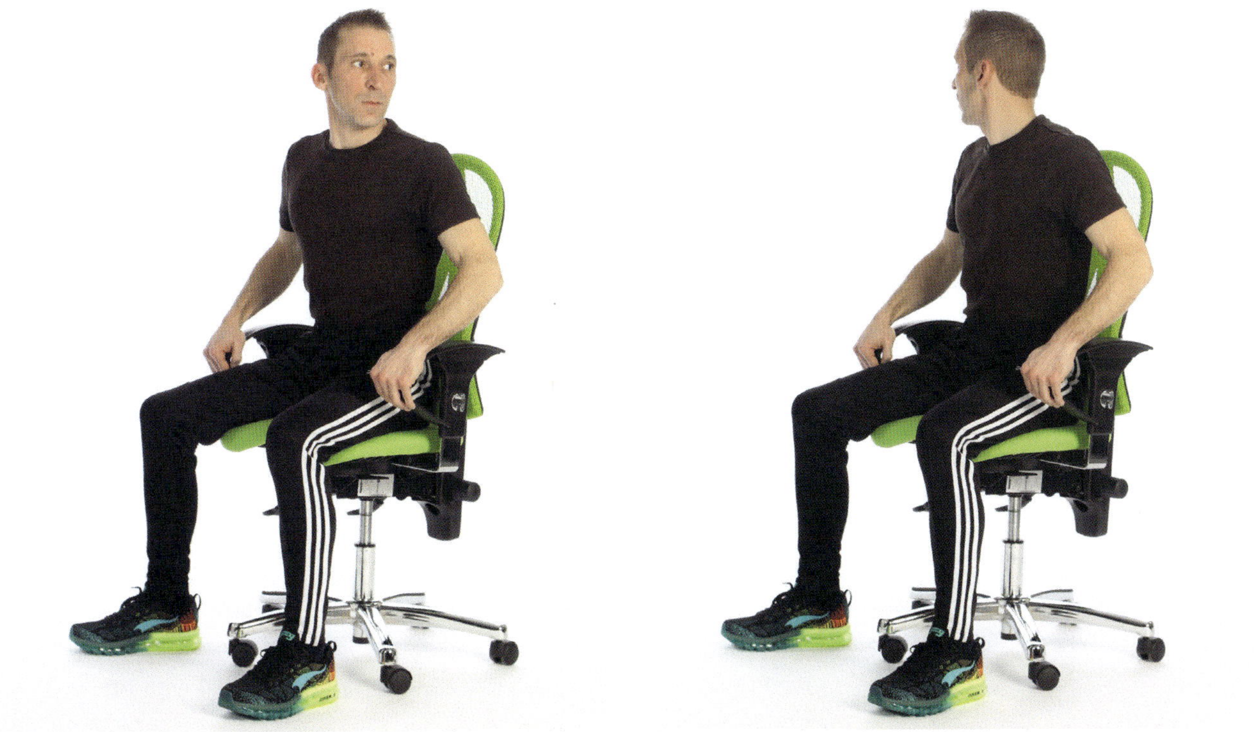

Übung	**Den Kopf von einer Seite zur anderen Seite drehen.**
ROM	Die Bewegungsamplitude im Laufe der Zeit behutsam und in einem normalen Maß entwickeln. Eine Überbeweglichkeit ist nicht das Ziel des Trainings.
Hinweis	Auf eine gerade und unverdrehte Kopfhaltung achten und die Bewegungen ruhig und gleichmäßig ausführen. Die Übungen müssen sich gut anfühlen.
Atmung	Bei der Übung ruhig weiteratmen.
Wirkung	Mobilisierung der Kopfdrehmuskulatur.

Anzahl	10	
Sätze	1	
Position	sitzen	stehen
Tempo	langsam	

7.3 LATERAL FLEXION

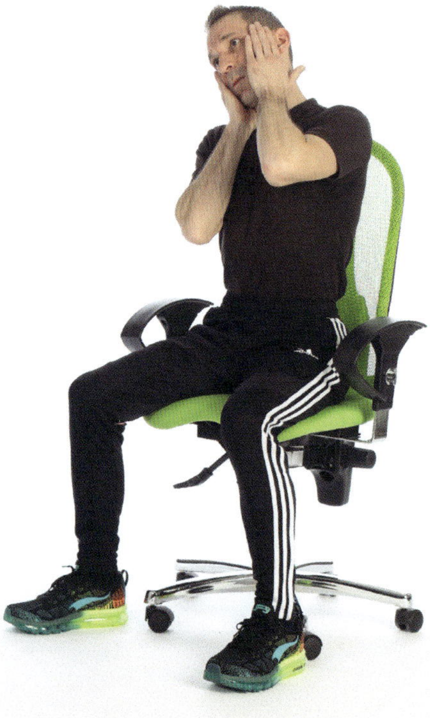

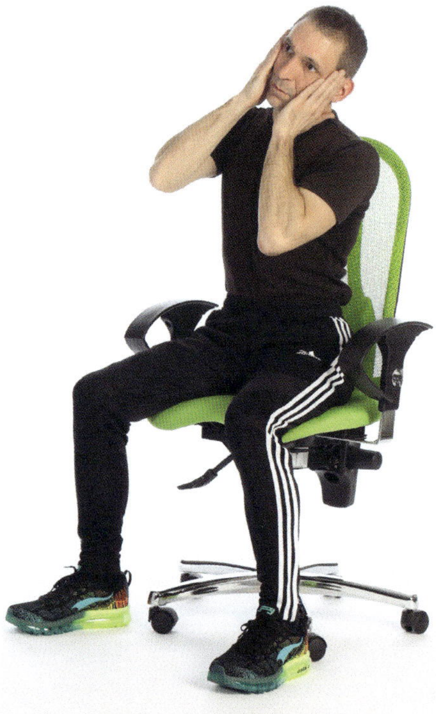

Übung	**Den Kopf seitlich absenken und anheben.**
ROM	Die Bewegungsamplitude ist sehr klein. Ein zu starkes Absenken sollte vermieden werden.
Hinweis	Versuche, einen ruhigen und angenehmen Rhythmus zu finden. Die Hände stabilisieren den Kopf. Die Kopfhaltung ist während er Übung aufrecht.
Atmung	Bei der Übung ruhig weiteratmen.
Wirkung	Mobilisierung der seitlichen Kopfbeugemuskulatur.

Anzahl	10	
Sätze	1	
Position	sitzen	stehen
Tempo	langsam	

7.4 ROTATION

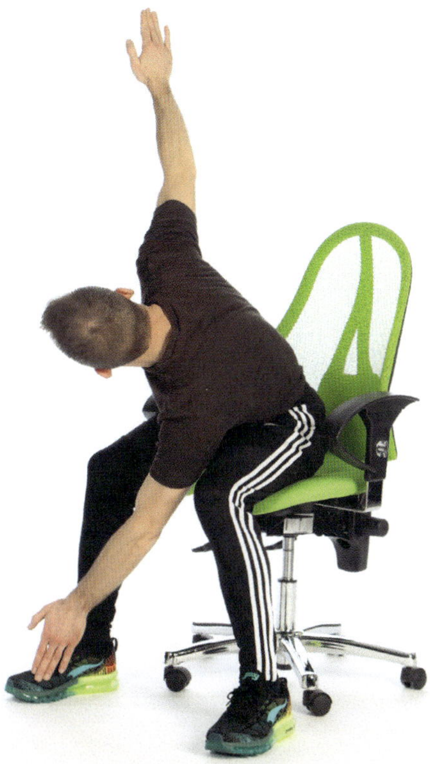

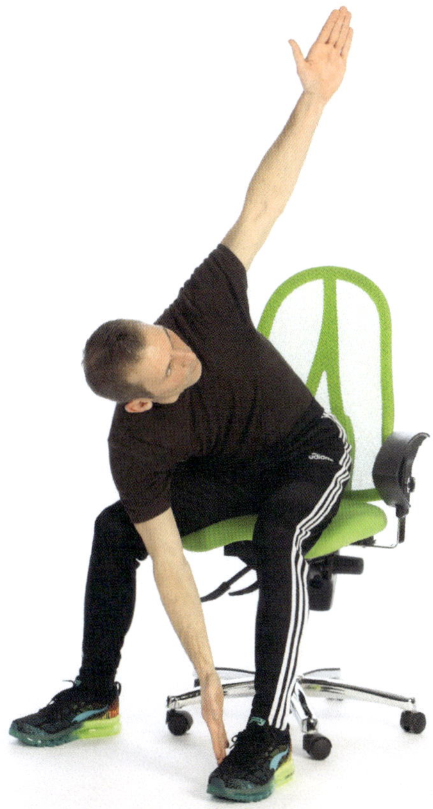

Übung	**Den gebeugten Rumpf seitlich drehen.**
ROM	Die Bewegungsamplitude im Laufe der Zeit steigern.
Hinweis	Bei der sogenannten Windmühle mit dem Kopf in die Bewegungsrichtung schauen. Als Variante die Augen schließen. Das erschwert die Übung zusätzlich.
Atmung	Bei der Übung ruhig weiteratmen.
Wirkung	Funktionales Training der Muskelkette Hüfte, Rumpf und Halswirbelsäule.

Anzahl	10	15	
Sätze	1	2	
Position	sitzen	stehen	einbeinig
Tempo	langsam	mittel	

7.5 FLEXION

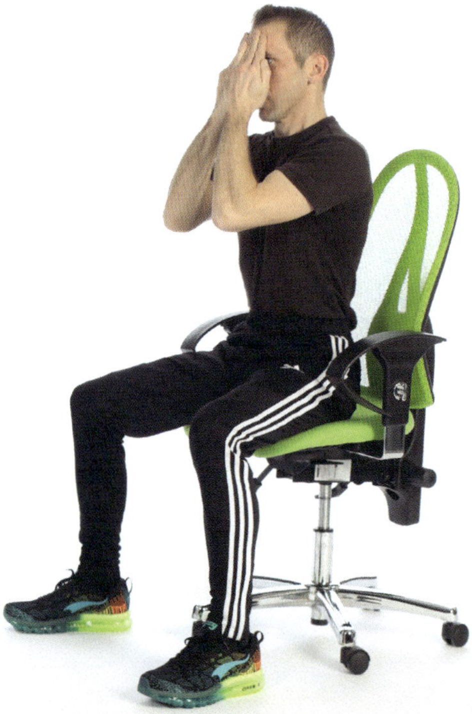

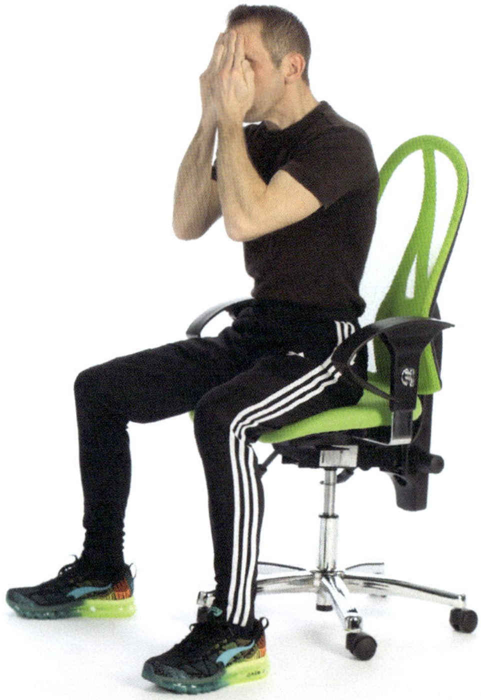

Übung	**Den Kopf sanft gegen den Widerstand der Hände drücken und halten.**
ROM	Die Bewegungsamplitude ist sehr klein.
Hinweis	Die Finger berühren die Stirn. Gleichmäßig und ohne Schwung durchführen. Behutsam und kontrolliert vorgehen.
Atmung	Bei der Übung ruhig weiteratmen.
Wirkung	Funktionales Training der Muskelkette Kopf, Nacken, Schulterblatt und Rumpf.

Dauer:	20 Sekunden	30 Sekunden	40 Sekunden
Sätze	1		
Position	sitzen	stehen	einbeinig
Tempo	langsam	mittel	

7.6 EXTENSION

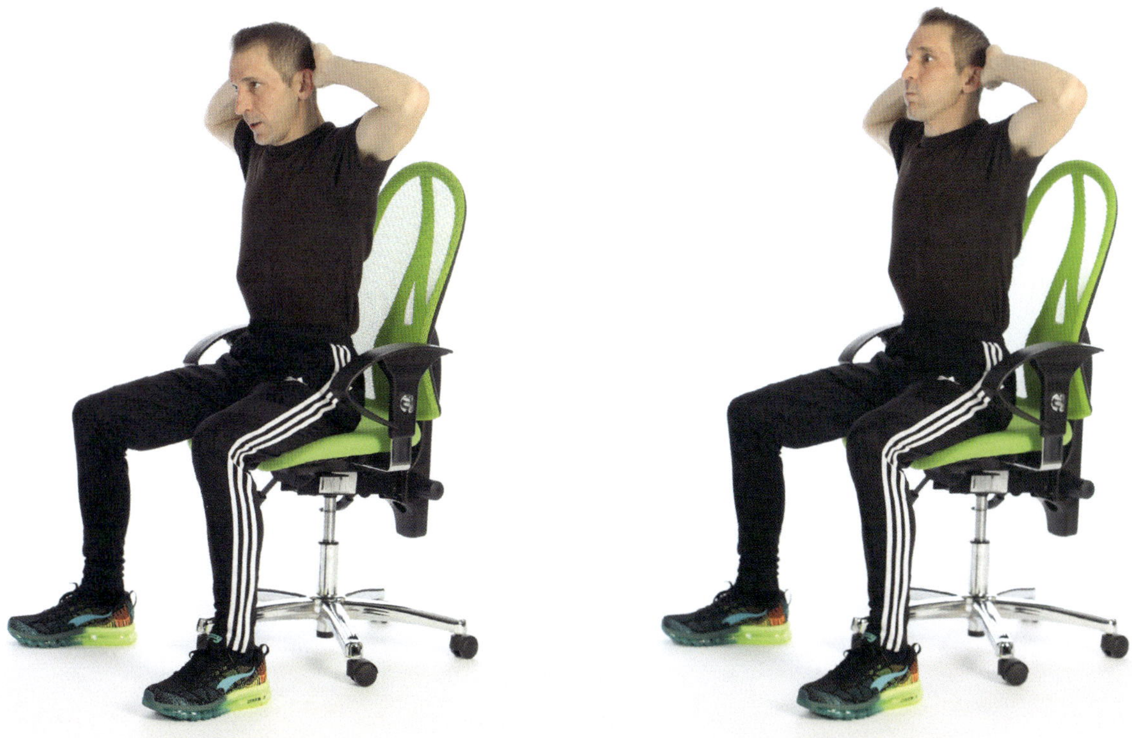

Übung	**Den Kopf sanft gegen den Widerstand der Hände drücken und halten.**
ROM	Die Bewegungsamplitude ist sehr klein.
Hinweis	Die Finger berühren den Hinterkopf. Keine abrupten Bewegungen. Den Widerstand langsam und behutsam steigern und zum Ende hin langsam nachlassen.
Atmung	Bei der Übung ruhig weiteratmen.
Wirkung	Funktionales Training der Muskelkette Kopf, Nacken, Schulter, Schulterblatt und Rumpf.

Dauer::	20 Sekunden	30 Sekunden	40 Sekunden
Sätze	1		
Position	sitzen	stehen	einbeinig
Tempo	langsam	mittel	

7.7 ROTATION

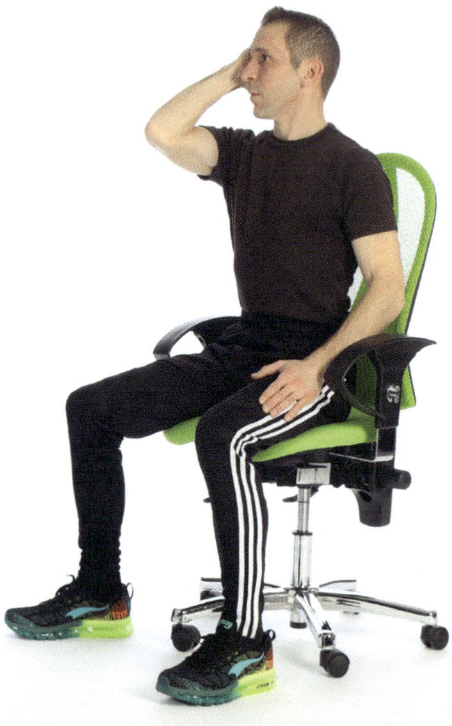

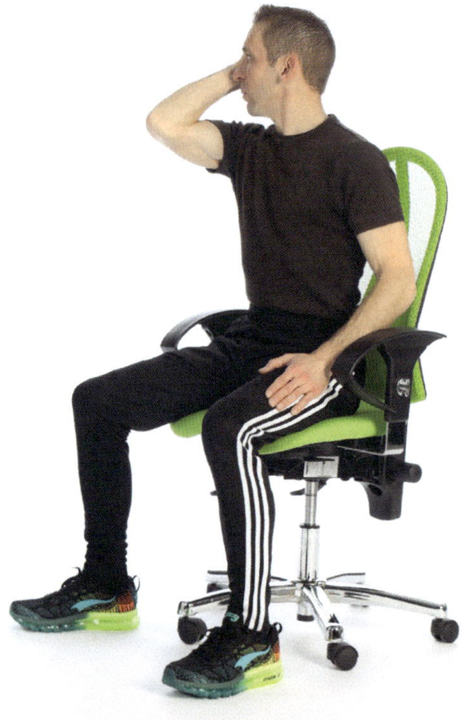

Übung	**Den Kopf sanft gegen den Widerstand der Hände drehen und halten.**
ROM	Die Bewegungsamplitude ist sehr klein.
Hinweis	Die Handinnenflächen berühren das Gesicht und den Kopf. Es soll eine leichte Spannung in der Muskulatur entstehen.
Atmung	Bei der Übung ruhig weiteratmen.
Wirkung	Funktionales Training der Muskelkette Kopf, Nacken, Schulter, Schulterblatt, Rumpf.

Dauer:	20 Sekunden	30 Sekunden	40 Sekunden
Sätze	1		
Position	sitzen	stehen	einbeinig
Tempo	langsam	mittel	

7.8 LATERAL FLEXION

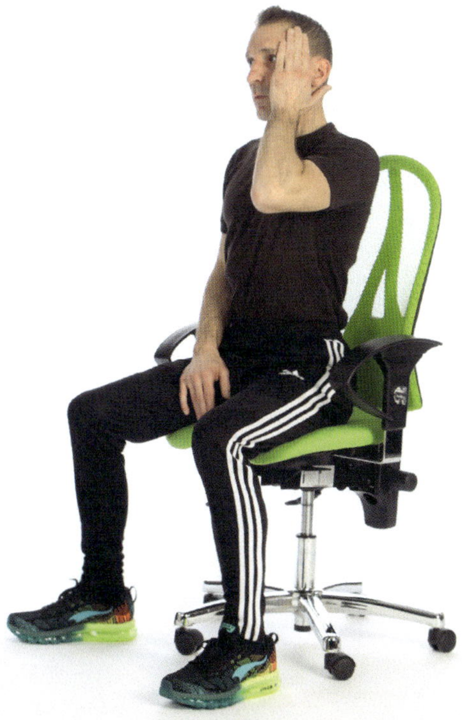

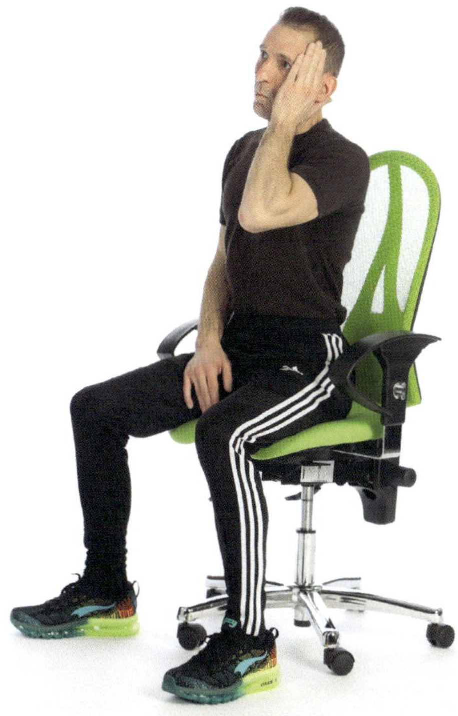

Übung	**Den Kopf sanft gegen den Widerstand der Hände seitlich beugen und halten.**
ROM	Die Bewegungsamplitude ist sehr klein.
Hinweis	Die Hände und Finger berühren das Gesicht und den Kopf. Die Übung nur sehr langsam steigern. Übungen grundsätzlich nur so lange durchführen, wie es angenehm ist.
Atmung	Bei der Übung ruhig weiteratmen.
Wirkung	Funktionales Training der Muskelkette Kopf, Nacken, Schulter, Schulterblatt und Rumpf.

Dauer:	20 Sekunden	30 Sekunden	40 Sekunden
Sätze	1		
Position	sitzen	stehen	einbeinig
Tempo	langsam	mittel	

7.9 ELEVATION

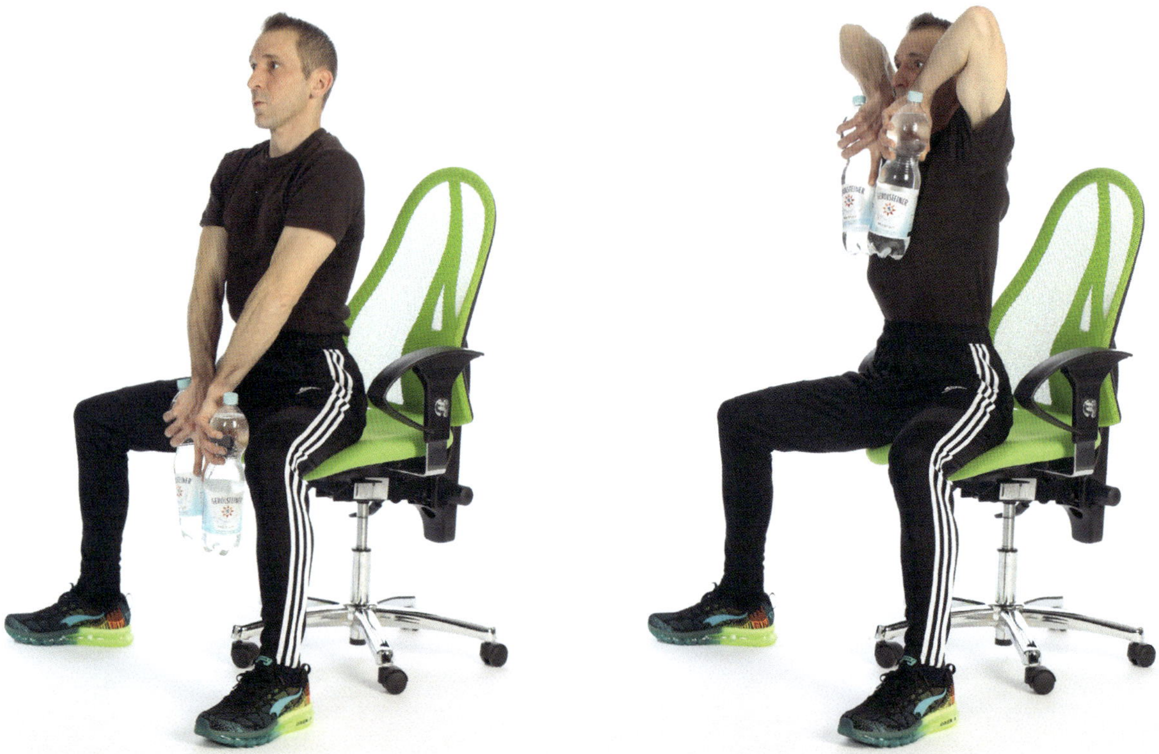

Übung **Den Arm nach oben anheben und absenken.**

ROM Die Bewegungsamplitude nach Gefühl gestalten.

Hinweis Beim vertikalen Rudern ist die Körperhaltung aufrecht. Das Gewicht ist eng am Körper. Die Ellbogen möglichst spitz nach oben bewegen.

Atmung Beim Anheben ausatmen und beim Absenken einatmen.

Wirkung Kräftigung der Schulter und Nackenmuskulatur.

Anzahl	10	15	20
Sätze	1	2	3-4
Position	sitzen	stehen	einbeinig
Tempo	mittel	schnell	schnell/explosiv
Form	gleichzeitig	abwechselnd	alternierend

7.10 ELEVATION/EXTENSION

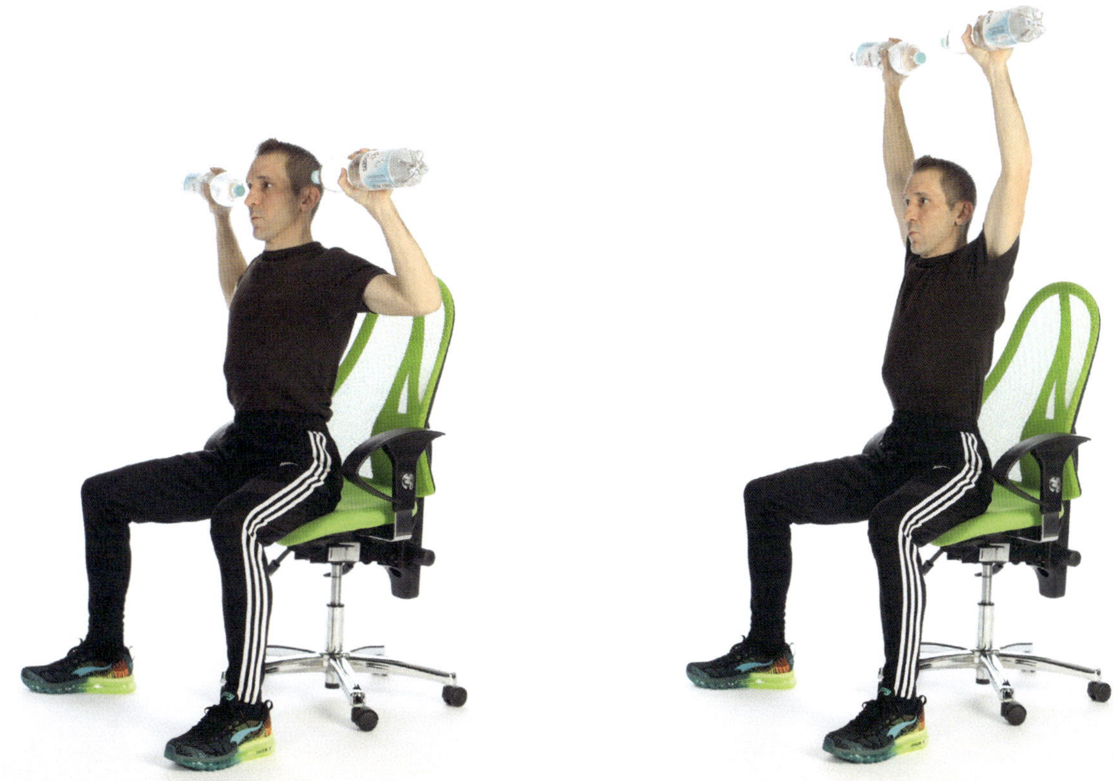

Übung	**Den Arm strecken und beugen.**
ROM	Die Bewegungsamplitude ist möglichst groß, aber die Arme am Umkehrpunkt nicht vollständig durchstrecken.
Hinweis	Beim Nackendrücken sind die Arme seitlich neben dem Körper. Auf eine aufrechte Körper- und Kopfhaltung achten.
Atmung	Beim Anheben ausatmen und beim Absenken einatmen.
Wirkung	Kräftigung der Schulter- und Nackenmuskulatur.

Anzahl	10	15	20
Sätze	1	2	3-4
Position	sitzen	stehen	einbeinig
Tempo	mittel	schnell	schnell/explosiv
Form	gleichzeitig	abwechselnd	alternierend

7.11 ELEVATION

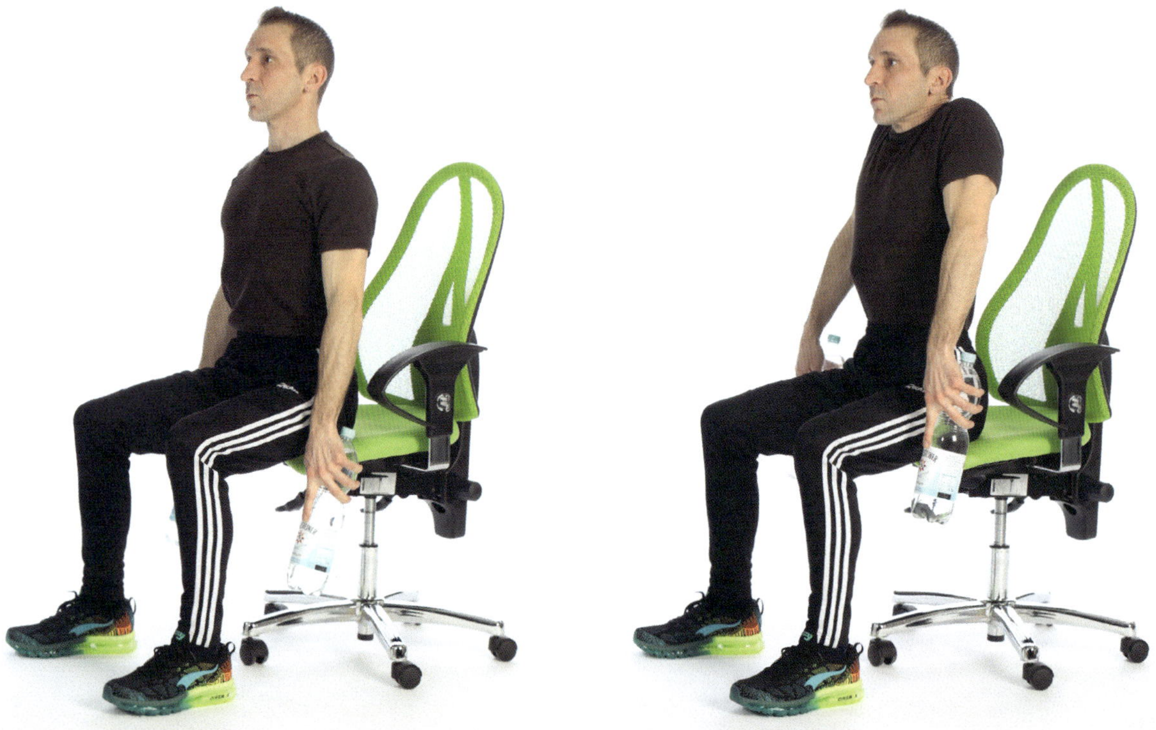

Übung	**Die Schulter anheben und absenken.**
ROM	Die Bewegungsamplitude ist relativ klein und sollte voll ausgenutzt werden, aber die Schulterblätter nicht durch eine zu große ROM überlasten. Auf das Körpergefühl hören.
Hinweis	Beim Nackenziehen auf eine aufrechte Körper- und Kopfhaltung achten. Brust raus und Schultern tief.
Atmung	Beim Anheben ausatmen und beim Absenken einatmen.
Wirkung	Kräftigung der Nackenmuskulatur.

Anzahl	10	15	20
Sätze	1	2	3-4
Position	sitzen	stehen	einbeinig
Tempo	langsam	mittel	schnell/explosiv
Form	gleichzeitig	abwechselnd	alternierend

7.12 ABDUKTION

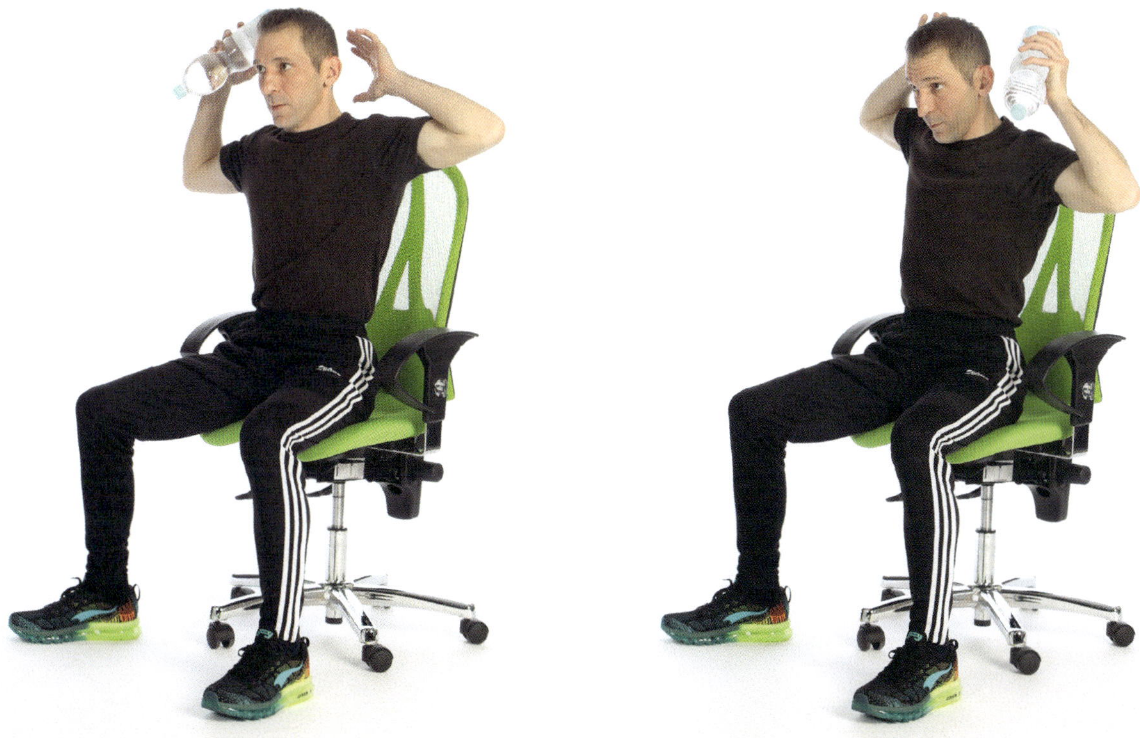

Übung	**Das Gewicht um den Kopf kreisen.**
ROM	Die Bewegungsamplitude ist klein. Das Gewicht nah am Körper kreisen.
Hinweis	Das Gewicht kann auch als Variation um den Körper oder unter dem Bein gekreist werden. Besonders im Stehen werden Gleichgewicht und Geschicklichkeit trainiert.
Atmung	Bei der Übung ruhig weiter atmen.
Wirkung	Kräftigung der Schulter- und Nackenmuskulatur.

Anzahl	10	15	20
Sätze	1	2	3-4
Position	sitzen	stehen	einbeinig
Tempo	langsam	mittel	schnell/explosiv

7.13 FLEXION

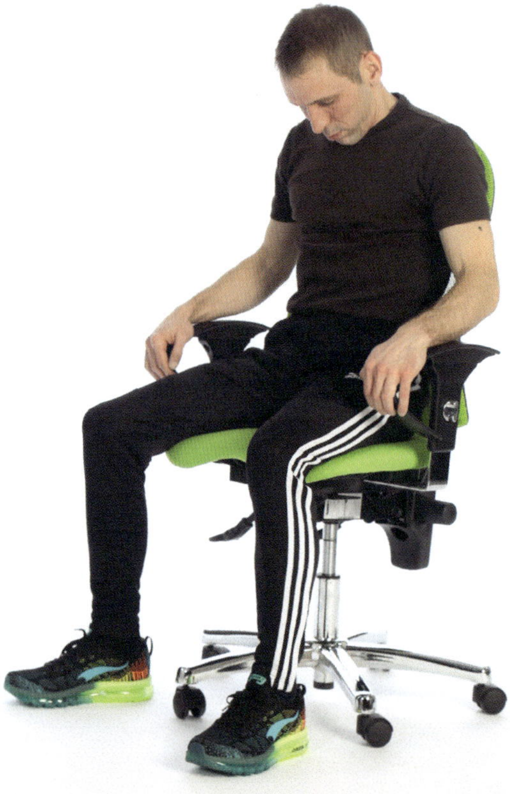

Übung	**Den Kopf sanft beugen und halten.**
ROM	Das Kinn Richtung Brustbein absenken. Die Bewegungsamplitude ist durch das Brustbein begrenzt.
Hinweis	Auf eine gerade und unverdrehte Kopfhaltung achten. Langsam und mit Gefühl dehnen. Nur solange dehnen, wie es angenehm ist und gut tut.
Atmung	Bei der Übung ruhig weiteratmen.
Wirkung	Dehnung der Kopfstreckmuskulatur.

Dauer:	10 Sekunden	20 Sekunden	30 Sekunden
Sätze	1		
Position	sitzen	stehen	
Tempo	langsam		

7.14 EXTENSION

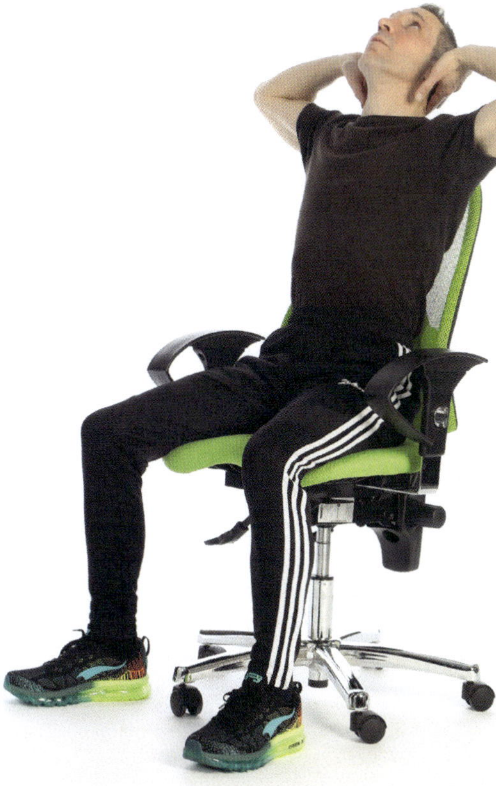

Übung	**Den Kopf sanft strecken und halten.**
ROM	Die Bewegungsamplitude so gestalten, dass ein angenehmer Zug entsteht. Ein zu weites Absenken des Kopfes nach hinten vermeiden.
Hinweis	Beide Hände umfassen zur Stabilisierung den Hinterkopf während der gesamten Übungsdauer.
Atmung	Bei der Übung ruhig weiteratmen.
Wirkung	Dehnung der Halsbeugemuskulatur.

Dauer:	10 Sekunden	20 Sekunden	30 Sekunden
Sätze	1		
Position	sitzen	stehen	
Tempo	langsam		

7.15 ROTATION

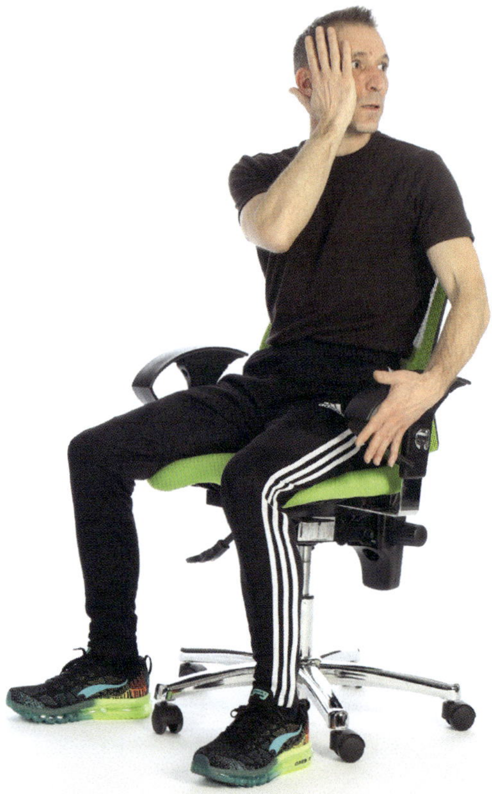

Übung	**Den Kopf sanft drehen und halten.**
ROM	Die Bewegungsamplitude behutsam im Laufe der Zeit etwas erweitern, aber eine Überbeweglichkeit vermeiden.
Hinweis	Die Hände stabilisieren den Kopf und üben leichten Druck in Rotationsrichtung aus. Der Kopf bleibt aufrecht. Die Übung muss sich immer gut und richtig anfühlen.
Atmung	Bei der Übung ruhig weiteratmen.
Wirkung	Dehnung der Kopfdrehmuskulatur.

Dauer:	10 Sekunden	20 Sekunden	30 Sekunden
Sätze	1		
Position	sitzen	stehen	
Tempo	langsam		

7.16 LATERAL FLEXION

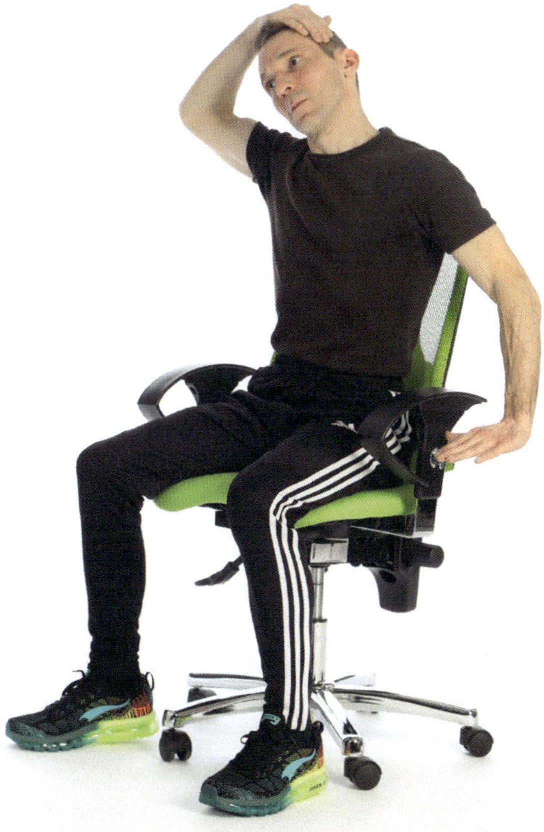

Übung	**Den Kopf sanft seitlich beugen und halten.**
ROM	Die Bewegungsamplitude ist sehr klein.
Hinweis	Mit der unteren Hand kann ein leichter Gegenzug aufgebaut werden. Die obere Hand kann den Kopf stabilisieren oder zusätzlich sanft an der Gegenseite Zug aufbringen.
Atmung	Bei der Übung ruhig weiteratmen.
Wirkung	Dehnung der seitlichen Halsbeugemuskulatur.

Dauer:	10 Sekunden	20 Sekunden	30 Sekunden
Sätze	1		
Position	sitzen	stehen	
Tempo	langsam		

8. ARME, HÄNDE UND FINGER

8.1 FLEXION

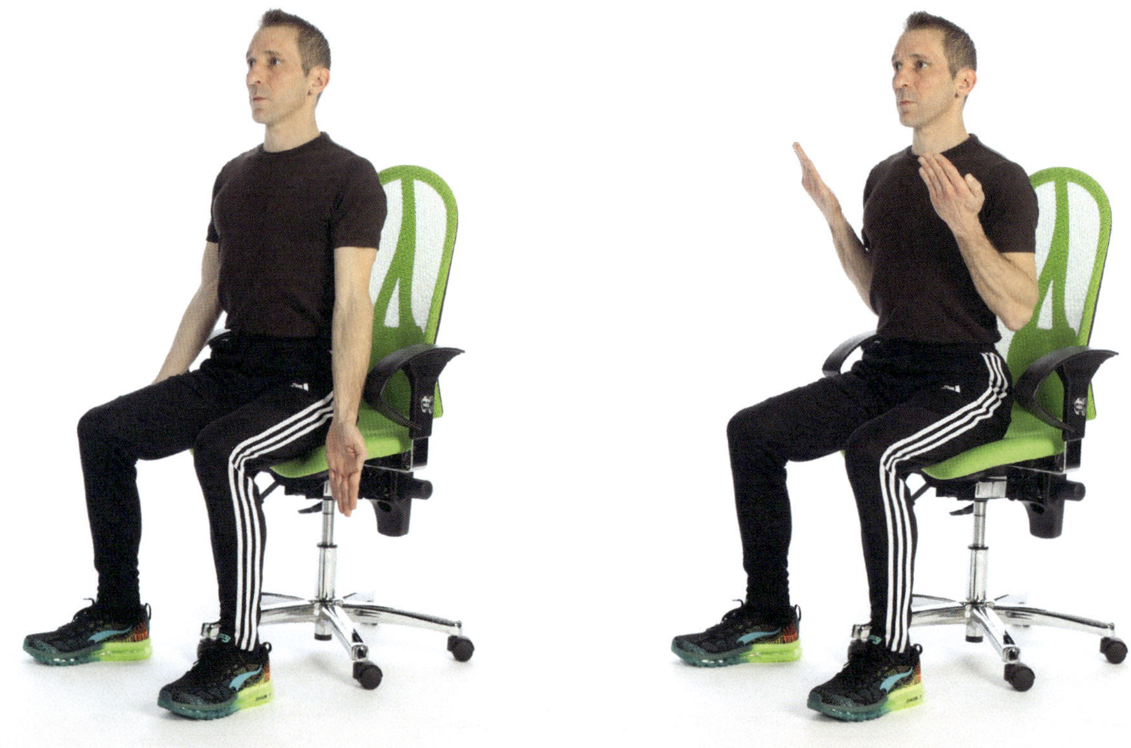

Übung	**Den Arm beugen und den Arm strecken.**
ROM	Den Arm vollständig beugen und strecken.
Hinweis	Verschiedene Stellungen der Handgelenke (Griffarten) können beim Aufwärmen ausprobiert werden. Die Stellung der Handgelenke hat Auswirkungen auf den Bereich der Muskulatur, der vorrangig belastet wird.
Atmung	Beim Beugen ausatmen und beim Strecken einatmen.
Wirkung	Mobilisierung der Armbeugemuskulatur.

Anzahl	10	
Sätze	1	
Position	sitzen	stehen
Tempo	langsam	

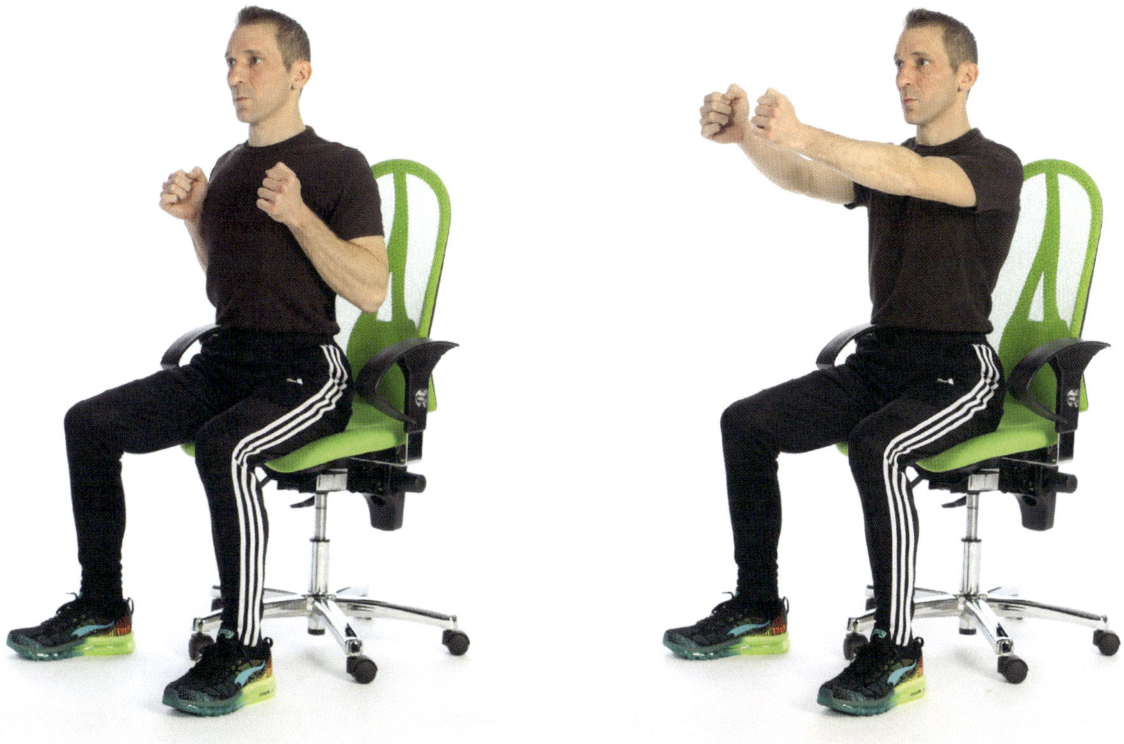

Übung	**Den Arm strecken und den Arm beugen. (Schattenboxen)**
ROM	Den Arm vollständig strecken und beugen.
Hinweis	Hauptsächlich benutzt werden der Neutralgriff (Handfläche nach innen), der Unterhandgriff (Handfläche nach oben) und der Oberhandgriff (Handfläche nach unten). Es ist wichtig, dass sich der gewählte Griff gut anfühlt.
Atmung	Bei der Übung ruhig weiteratmen.
Wirkung	Mobilisierung der Armstreckmuskulatur.

Anzahl	10	
Sätze	1	
Position	sitzen	stehen
Tempo	langsam	

8.3 ROTATION

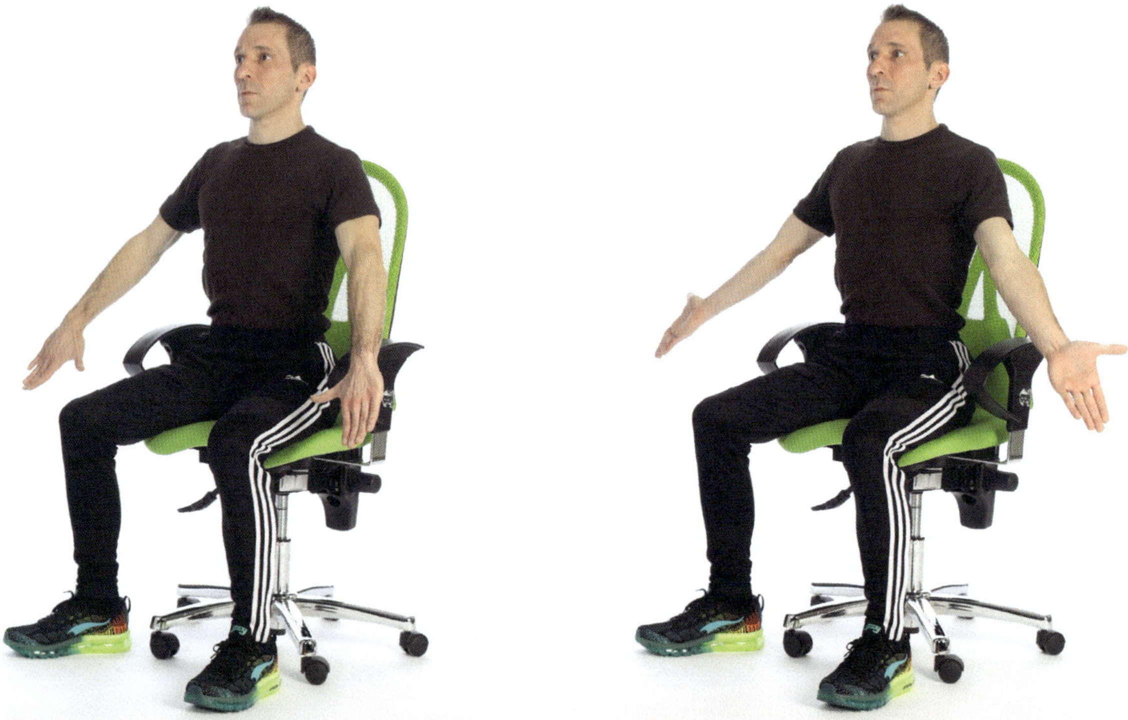

Übung	**Den Arm nach außen und innen drehen.**
ROM	Die Bewegungsamplitude ist relativ klein und sollte voll ausgenutzt werden.
Hinweis	Auf eine aufrechte Körperhaltung achten. Brust raus und Schultern tief. Der Arm ist und bleibt gestreckt. Den Daumen nach außen abspreizen.
Atmung	Bei der Übung ruhig weiteratmen.
Wirkung	Mobilisierung von Ellbogen, Armdrehmuskulatur und Schulter.

Anzahl	10	
Sätze	1	
Position	sitzen	stehen
Tempo	langsam	

8.4 SUPINATION/PRONATION

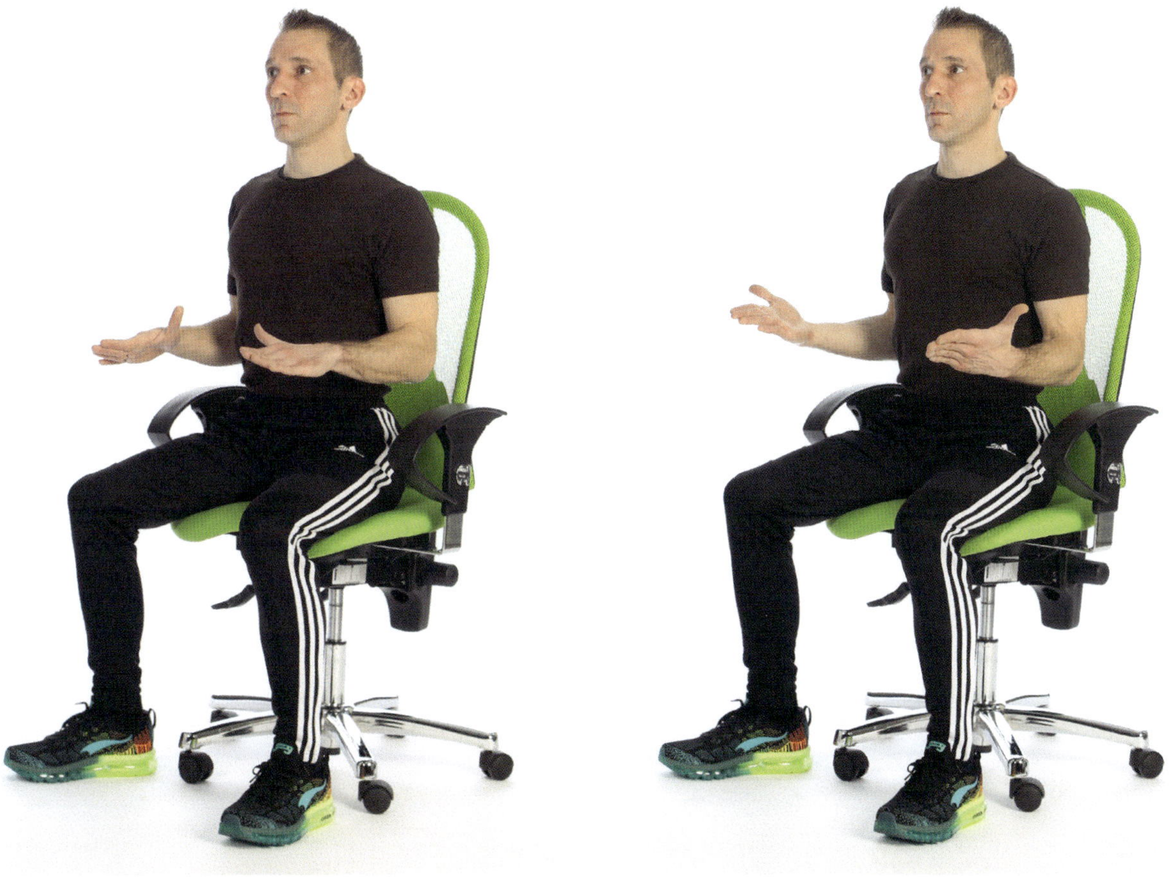

Übung	**Den Arm nach außen und innen drehen.**
ROM	Die Bewegungsamplitude voll ausnutzen.
Hinweis	Brust raus und Schultern tief. Der Arm ist und bleibt gebeugt. Den Daumen nach außen abspreizen.
Atmung	Bei der Übung ruhig weiteratmen.
Wirkung	Mobilisierung von Ellbogen und Armdrehmuskulatur.

Anzahl	10	
Sätze	1	
Position	sitzen	stehen
Tempo	langsam	

8.5 FLEXION/EXTENSION

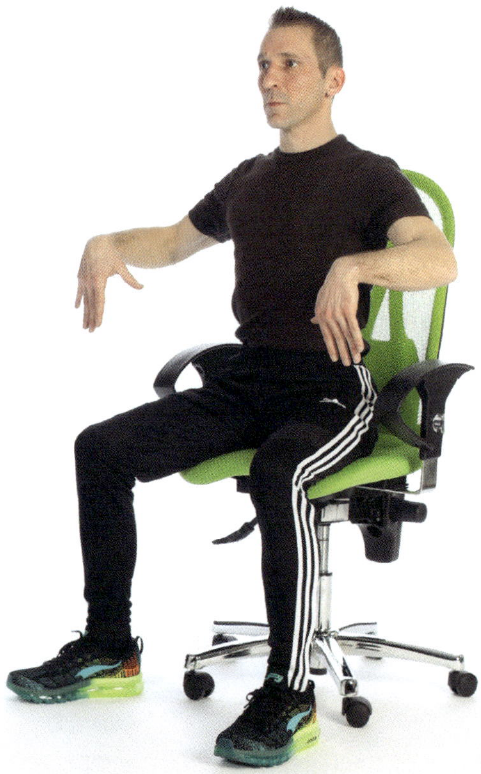

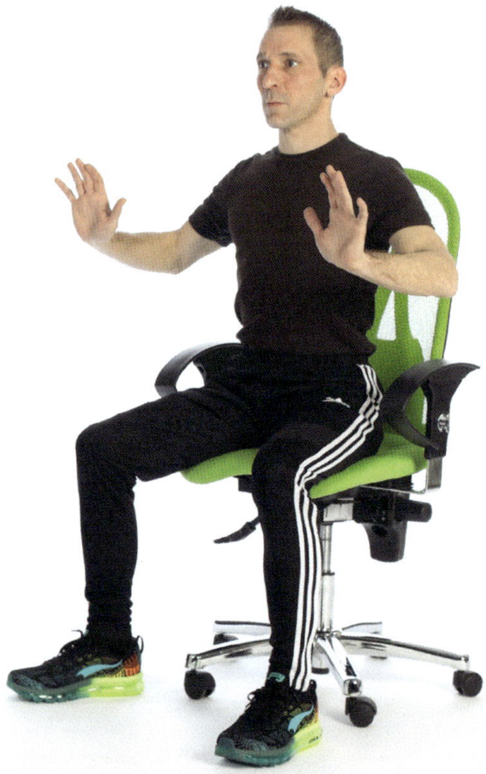

Übung	**Das Handgelenk beugen und strecken.**
ROM	Die Bewegungsamplitude im Verlauf der Übung behutsam erweitern. Wenig Kraft auf die Handgelenke ausüben.
Hinweis	Diese Übung kann auch in geringer ROM in der Neutralstellung (Handflächen zeigen nach innen) der Handgelenke durchgeführt werden.
Atmung	Bei der Übung ruhig weiteratmen.
Wirkung	Mobilisierung der Handstreck- und Beugemuskulatur.

Anzahl	10	
Sätze	1	
Position	sitzen	stehen
Tempo	langsam	

8.6 ZIRKUMDUKTION

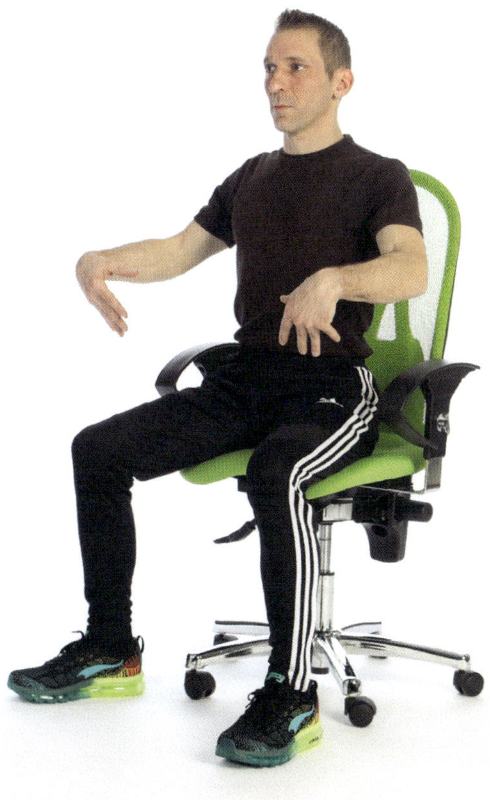

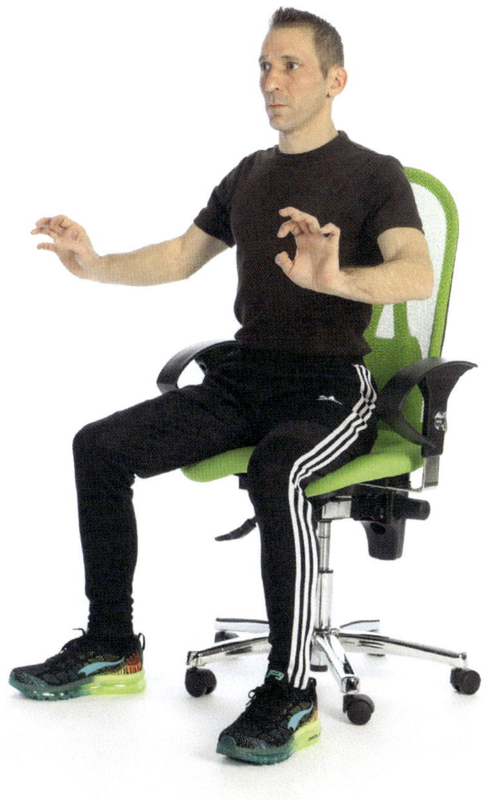

Übung	**Das Handgelenk kreisen.**
ROM	Die Bewegungsamplitude ist klein. Im Laufe der Zeit etwas steigern. Eine Überbeweglichkeit vermeiden.
Hinweis	Locker, ohne Schwung üben. Es sollten immer beide Richtungen in gleicher Art und Weise geübt werden.
Atmung	Bei der Übung ruhig weiteratmen.
Wirkung	Mobilisierung der Handgelenkmuskulatur.

Anzahl	10	
Sätze	1	
Position	sitzen	stehen
Tempo	langsam	

8.7 FLEXION/EXTENSION

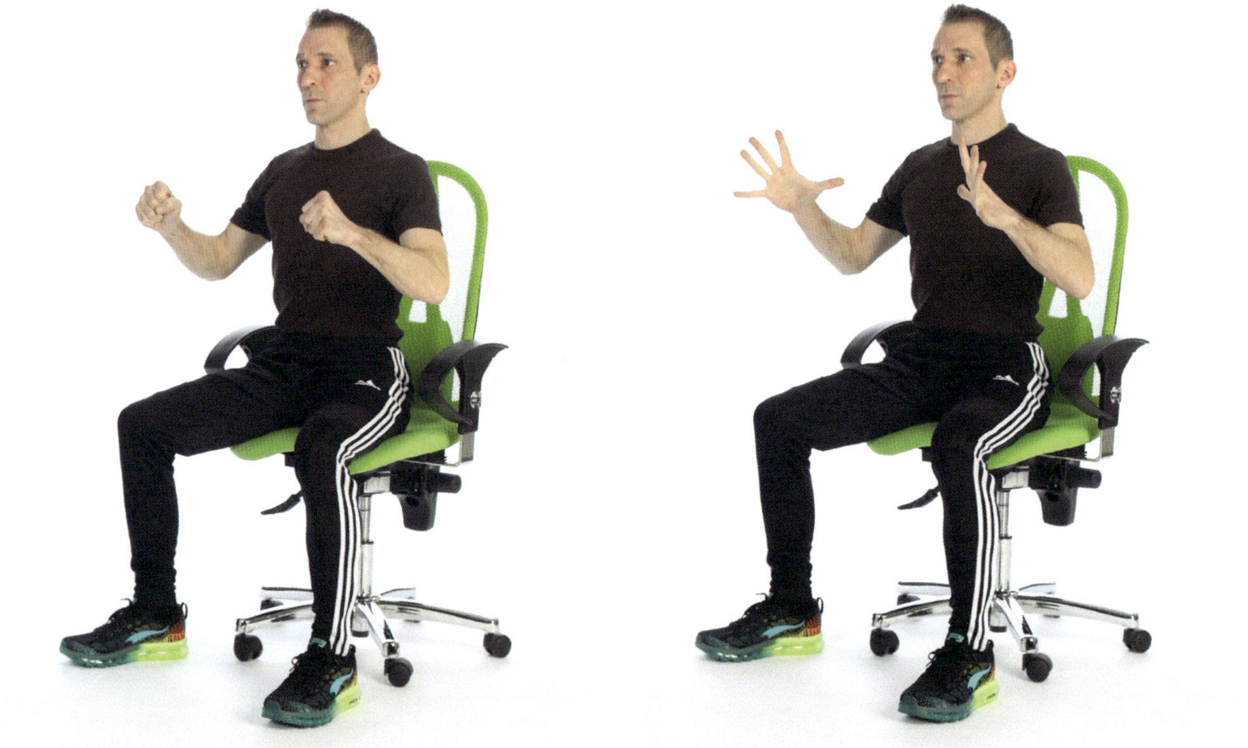

Übung	**Die Finger strecken und beugen.**
ROM	Die Finger vollständig öffnen und schließen.
Hinweis	Die Finger können als Variante abwechselnd, nacheinander oder alternierend bewegt werden. Das Tempo und den Rhythmus nach Gefühl steuern.
Atmung	Bei der Übung ruhig weiteratmen.
Wirkung	Mobilisierung der Fingermuskulatur und Erhalt der Beweglichkeit und Geschmeidigkeit der Hände und Finger.

Anzahl	10	
Sätze	1	
Position	sitzen	stehen
Tempo	langsam	

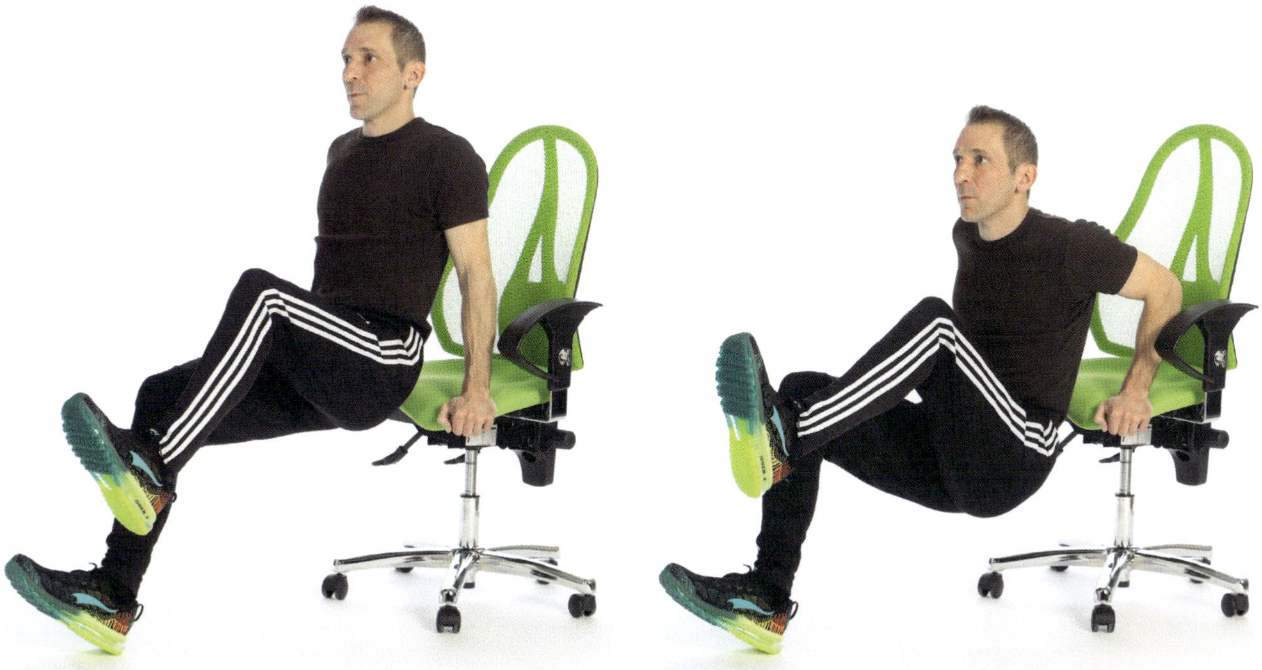

Übung	**Den Rumpf absenken und anheben.**
ROM	Beim Umkehrpunkt nicht zu tief nach unten gehen. Beim Startpunkt den Ellbogen nicht vollständig strecken, damit die Muskulatur fortwährend unter Spannung steht.
Hinweis	Bei den sogenannten Dips mit dem Körper eng am Stuhl bleiben, um die Schulter nicht ungünstig zu belasten.
Atmung	Beim Anheben ausatmen und beim Absenken einatmen.
Wirkung	Funktionales Training der Muskelkette Arme und Rumpf.

Anzahl	10	15
Sätze	1	2
Tempo	langsam	mittel
Bein:	beidbeinig	einbeinig
Arm:	beidarmig	einarmig

8.9 FLEXION

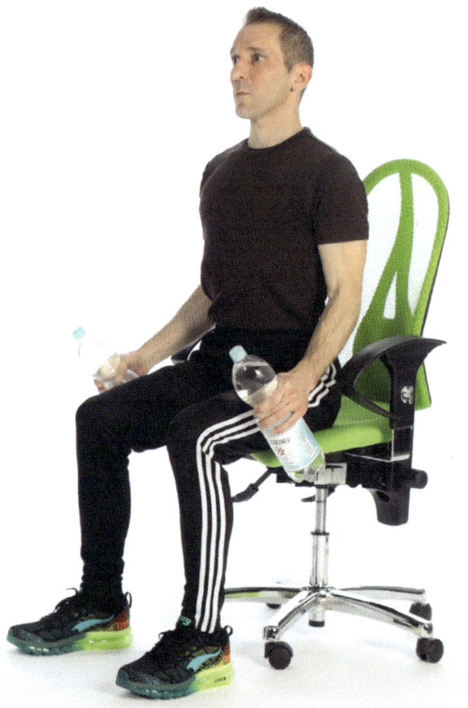

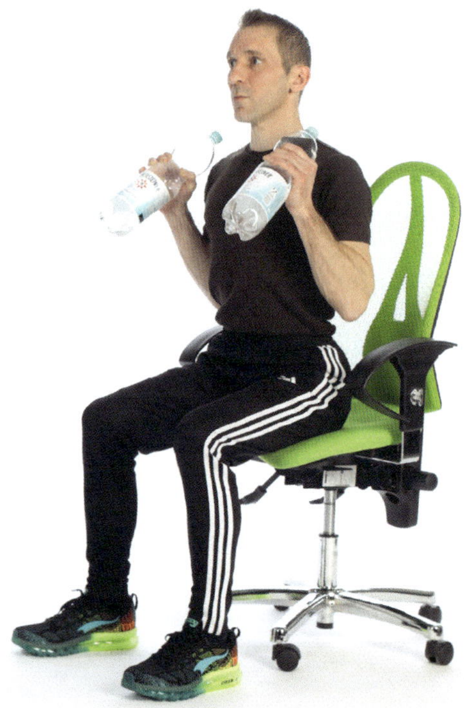

Übung	**Den Arm beugen und strecken.**
ROM	Die Bewegungsamplitude möglichst vollständig umsetzen.
Hinweis	Das Gewicht regelmäßig steigern, damit die letzte Wiederholung vom Satz immer etwas anstrengend ist.
Atmung	Beim Beugen ausatmen und beim Strecken einatmen.
Wirkung	Kräftigung der Armbeugemuskulatur.

Anzahl	10	15	20
Sätze	1	2	3-4
Position	sitzen	stehen	einbeinig
Tempo	langsam	mittel	schnell/explosiv
Griff	neutral	Oberhand	Unterhand
Form	gleichzeitig	abwechselnd	alternierend

8.10 EXTENSION

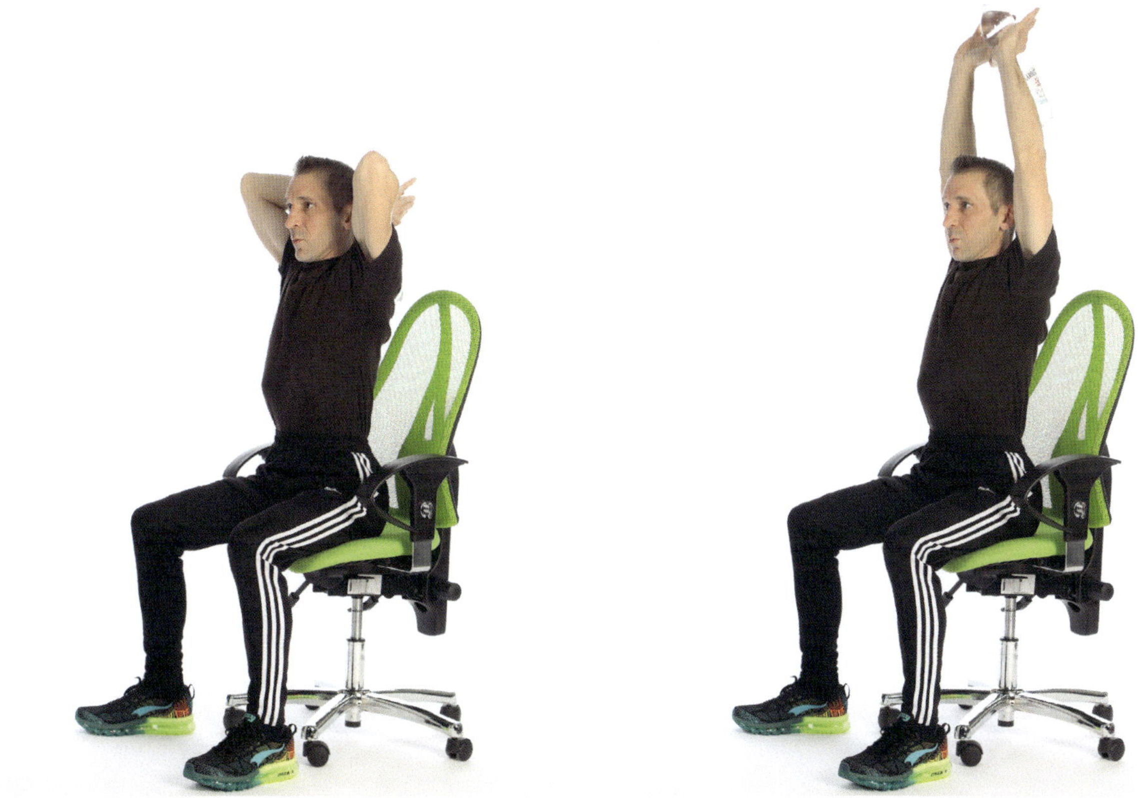

Übung	**Den Arm strecken und beugen.**
ROM	Der Arm kann vollständig gestreckt werden.
Hinweis	Bei den Kickbacks das Gewicht nach oben heben. Die Kopfhaltung ist und bleibt während der gesamten Dauer der Übung aufrecht.
Atmung	Beim Strecken ausatmen und beim Beugen einatmen.
Wirkung	Kräftigung der Armstreckmuskulatur.

Anzahl	10	15	20
Sätze	1	2	3-4
Position	sitzen	stehen	einbeinig
Tempo	langsam	mittel	schnell/explosiv
Form	gleichzeitig	abwechselnd	alternierend

8.11 FLEXION

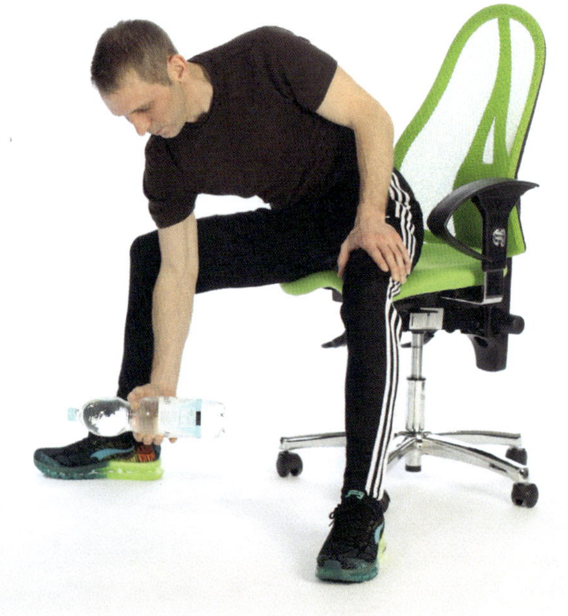

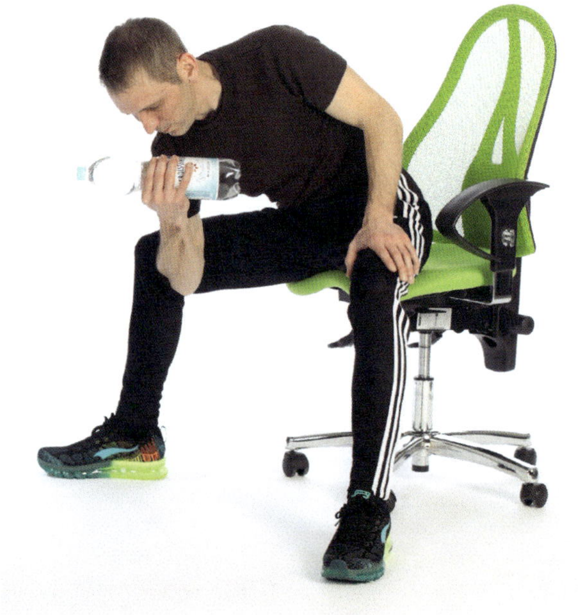

Übung	**Den Arm beugen und strecken.**
ROM	Den Arm möglichst vollständig beugen und strecken.
Hinweis	Bei den Concentration Curls wird die Armrückseite locker an die Oberschenkelinnenseite angelegt. Das Handgelenk ist in einer Linie zum Unterarm. Eine explosive Bewegungsausführung verbessert die Schnellkraft und Kraftentwicklung.
Atmung	Beim Beugen ausatmen und beim Strecken einatmen.
Wirkung	Kräftigung der Armbeugemuskulatur.

Anzahl	10	15	20
Sätze	1	2	3-4
Tempo	langsam	mittel	schnell/explosiv

8.12 EXTENSION

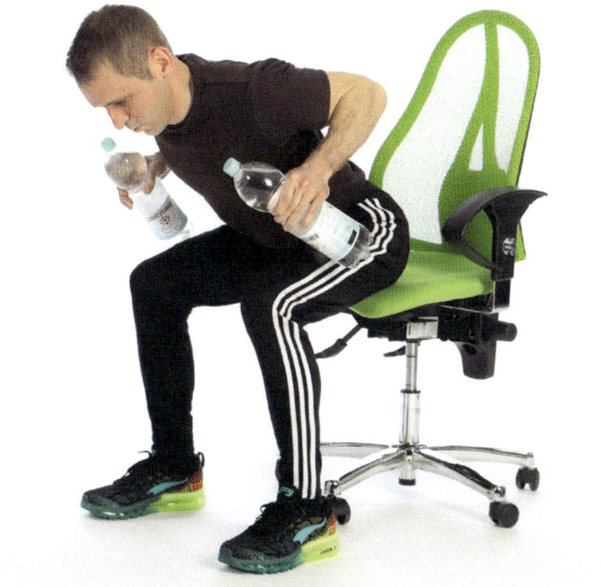

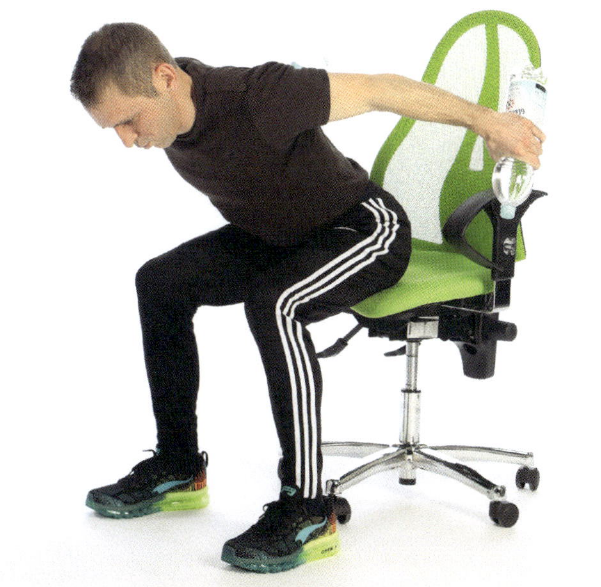

Übung	**Den Arm strecken und beugen.**
ROM	Der Arm darf vollständig gestreckt werden.
Hinweis	Bei den vorgebeugten Kickbacks ist und bleibt der Ellbogen während der Übung oben. Der Rücken ist gerade und ca. 45 Grad vorgeneigt. Der Blick ist zum Boden gerichtet.
Atmung	Beim Strecken ausatmen und beim Beugen einatmen.
Wirkung	Kräftigung der Armstreckmuskulatur.

Anzahl	10	15	20
Sätze	1	2	3-4
Position	sitzen	stehen	einbeinig
Tempo	langsam	mittel	schnell/explosiv
Griff	neutral	Oberhand	Unterhand
Form	gleichzeitig	abwechselnd	alternierend

8.13 FLEXION

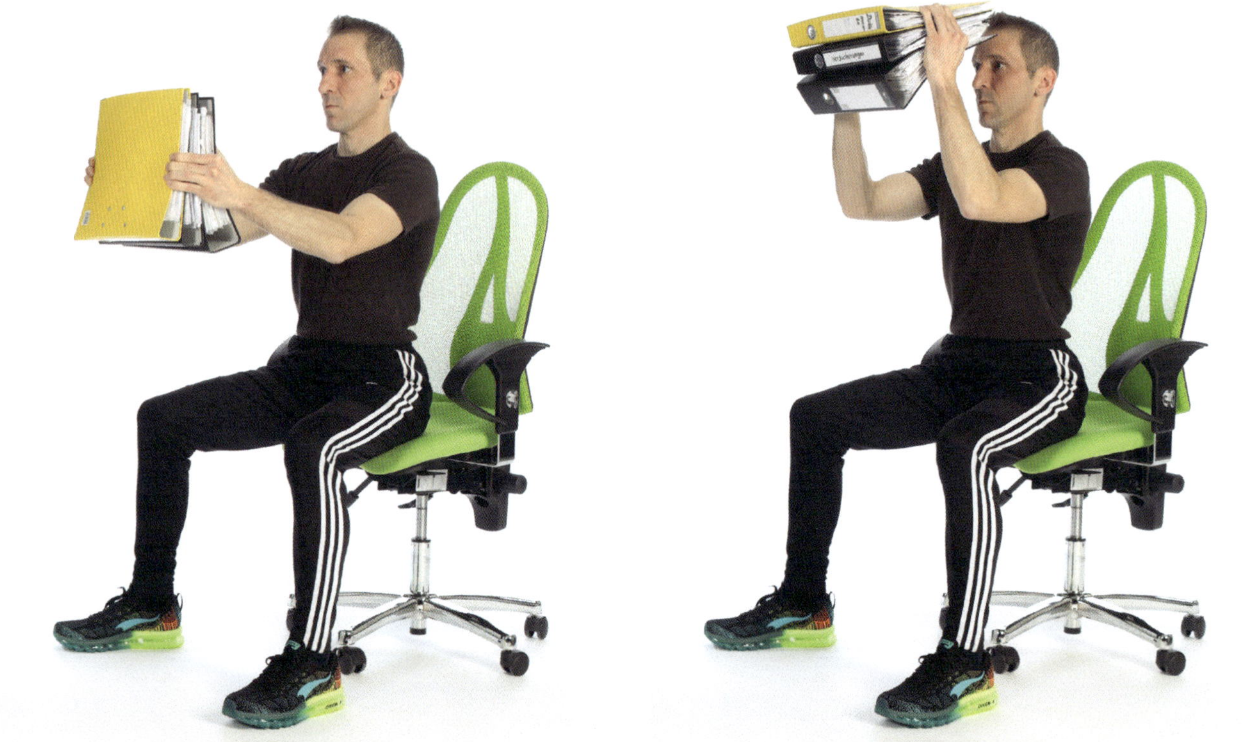

Übung	**Den Arm beugen und strecken.**
ROM	Den Arm möglichst vollständig beugen und strecken.
Hinweis	Der Ellbogen ist und bleibt vor dem Körper und wird bei der Übung nicht bewegt. Auf eine gute Rumpfstabilisation mit Körperspannung achten.
Atmung	Beim Beugen ausatmen und beim Strecken einatmen.
Wirkung	Kräftigung der Armbeugemuskulatur.

Anzahl	10	15	20
Sätze	1	2	3-4
Position	sitzen	stehen	vorgebeugt
Tempo	langsam	mittel	schnell/explosiv
Griff	neutral	Oberhand	

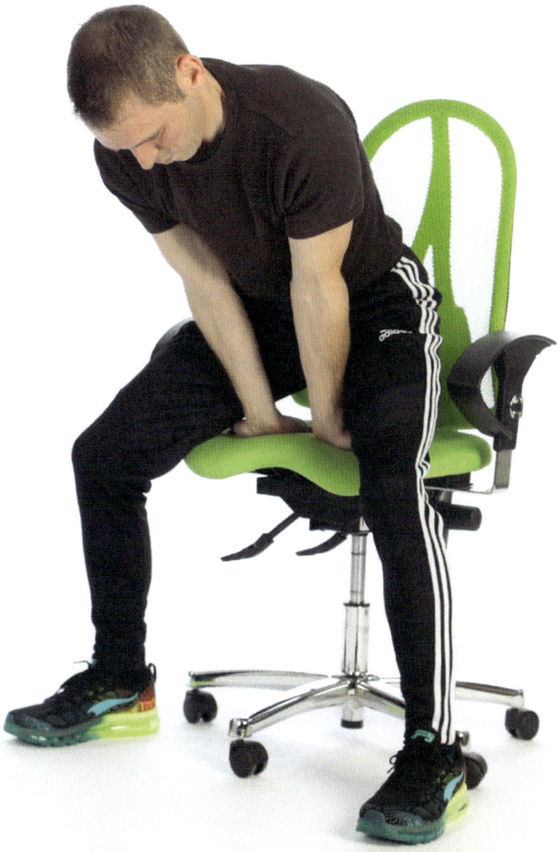

Übung	**Die Handfläche absetzen und sanften Druck ausüben.**
ROM	Die Bewegungsamplitude ist sehr klein.
Hinweis	Durch eine leichte Rückneigung des Oberkörpers wird der Dehnungsreiz noch intensiver. Die Dehnung sollte nur allmählich gesteigert werden. Nicht übertreiben.
Atmung	Bei der Übung ruhig weiteratmen.
Wirkung	Dehnung der Handgelenksbeugemuskulatur.

Dauer:	10 Sekunden	20 Sekunden	30 Sekunden
Sätze	1		
Tempo	langsam		

8.15 FLEXION

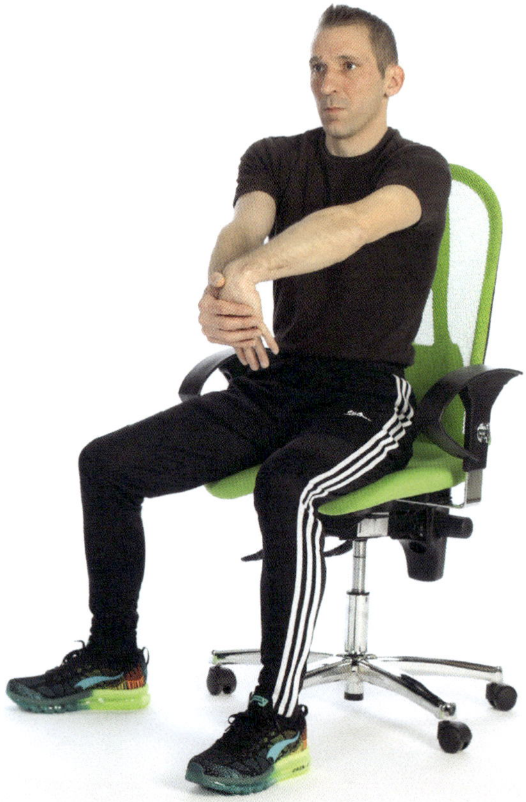

Übung	**Das Handgelenk sanft beugen.**
ROM	Die Bewegungsamplitude ist sehr klein.
Hinweis	Nur sehr wenig Kraft ausüben. Die Dauer der Übung so gestalten, dass die Dehnung als angenehm empfunden wird. Die Hand an der Handrückseite anfassen.
Atmung	Bei der Übung ruhig weiteratmen.
Wirkung	Dehnung der Handgelenksstreckmuskulatur.

Dauer:	10 Sekunden	20 Sekunden	30 Sekunden
Sätze	1		
Position	sitzen	stehen	
Tempo	langsam		

8.16 SUPINATION

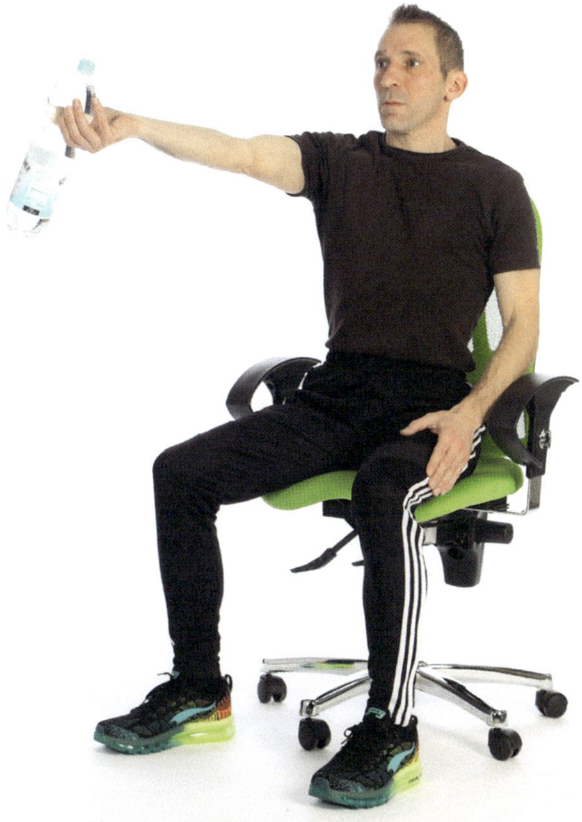

Übung **Das Gewicht sanft nach seitlich außen drehen und halten.**

ROM Die Bewegungsamplitude behutsam steigern. Der Oberkörper ist aufrecht. Schulter, Arm und Ellbogen bleiben immer ruhig und stabil in einer Linie.

Hinweis Die Übung nur durchführen, wenn sie sich gut anfühlt.

Atmung Bei der Übung ruhig weiteratmen.

Wirkung Dehnung der Unterarmdrehmuskulatur.

Dauer:	10 Sekunden	20 Sekunden	30 Sekunden
Sätze	1		
Position	sitzen	stehen	
Tempo	langsam		

9. ENTSPANNUNG

9.1 ATEMÜBUNG BAUCHATMUNG

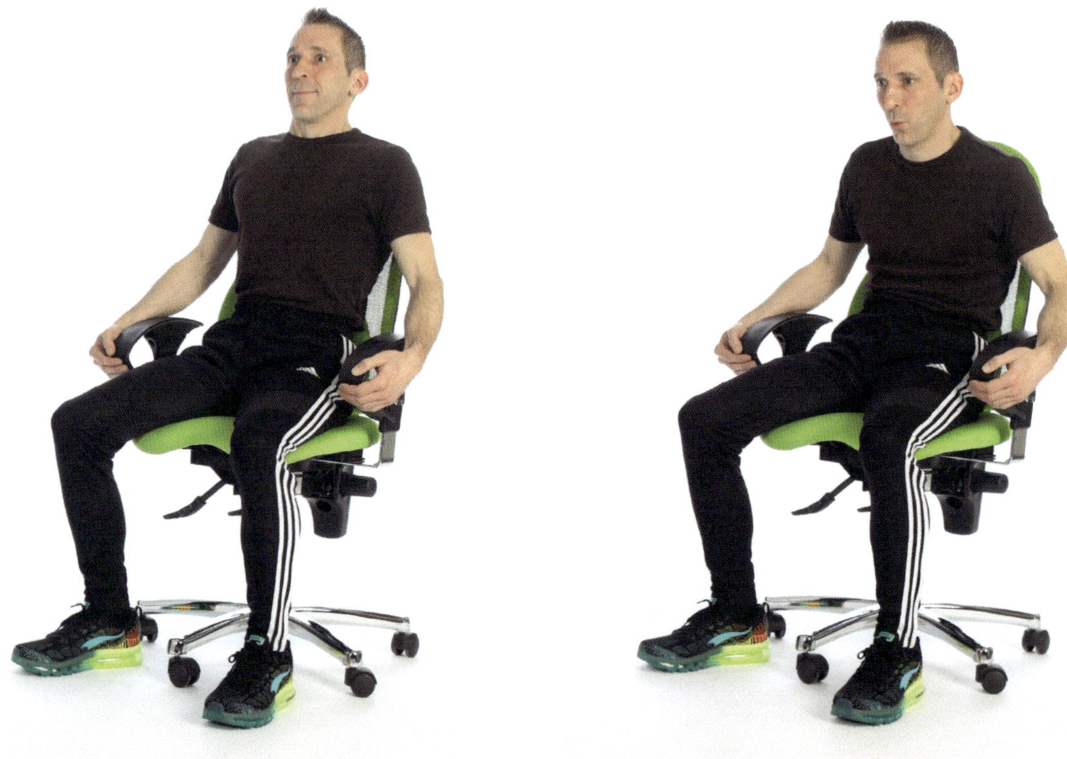

Übung	**Langsam und ruhig tief ein- und ausatmen.**
ROM	Beim Einatmen hebt sich die Bauchdecke und beim Ausatmen senkt sich die Bauchdecke.
Hinweis	Sitzend oder liegend eine komfortable Position einnehmen. An nichts denken und die Gedanken vorbei ziehen lassen.
Atmung	Tief einatmen und bewusst langsam ausatmen.
Wirkung	Diese Übung entspannt und beruhigt. Insbesondere ein langsames Ausatmen fördert den Effekt der Entspannung. Diese Übung kann auch zur Entspannung im Alltag angewendet werden.

Dauer:	60 Sekunden
Sätze	1

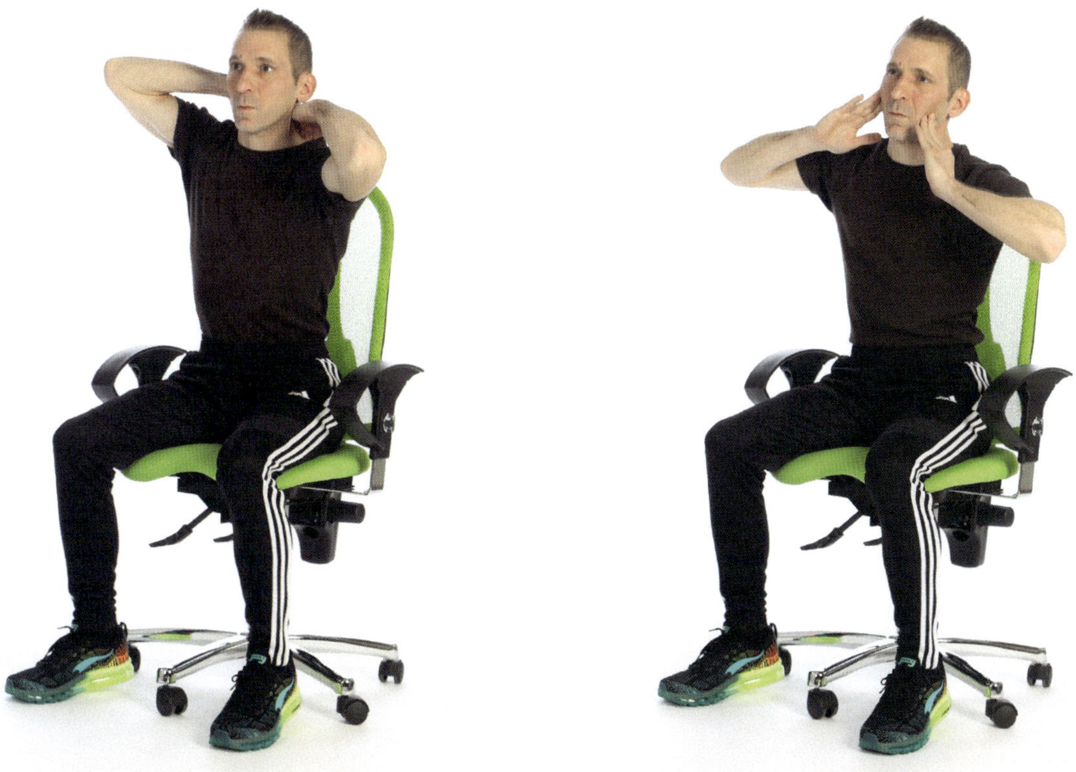

Übung	**Durch sanften Druck mit streichenden oder kreisförmigen Bewegungen Schultern, Nacken, Gesicht, Kopf, Arme, Hände und Beine massieren.**
ROM	
Hinweis	Die Massage kurzweilig gestalten und nur leichten Druck ausüben. Es kann ein Trigger-Ball oder eine Faszienrolle verwendet werden, wenn es als angenehm empfunden wird.
Atmung	Bei der Übung ruhig weiteratmen.
Wirkung	Förderung der Durchblutung sowie Entspannung und Lockerung der Muskulatur. Schnellerer Abtransport von Stoffwechselendprodukten.

Dauer:	60 Sekunden
Sätze	1

9.3 P-M-R

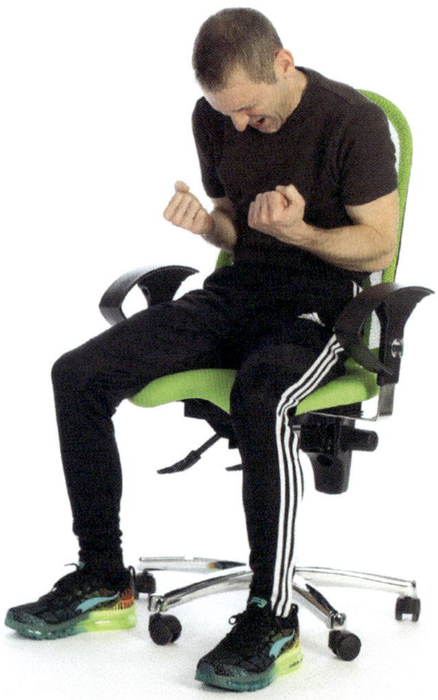

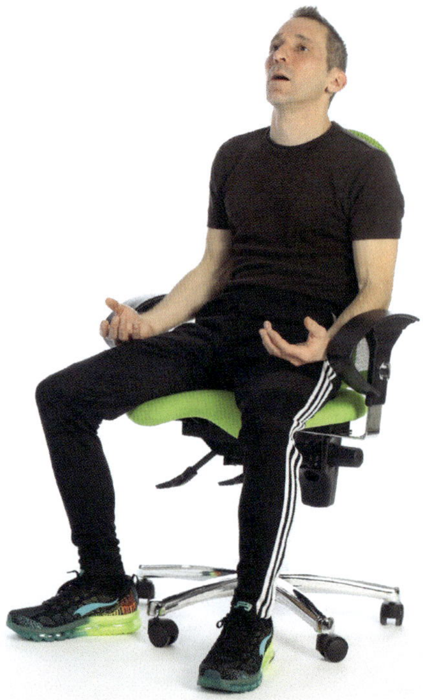

Übung	**Arm anspannen und Ellbogen in den Sitz drücken, Gesicht- und Nackenmuskulatur anspannen, Brust, Bauch- und Schultermuskulatur anspannen, Beine und Füße anspannen und die Spannung nach einer Weile plötzlich lösen.**
ROM	Die Arme können aktiv gebeugt werden.
Hinweis	Bei der sogenannten P-M-R (Progressive-Muskel-Relaxation) können die Muskelpartien entweder einzeln oder gleichzeitig angespannt und entspannt werden.
Atmung	Bei der Übung ruhig weiteratmen, beim plötzlichen Lösen der Muskelanspannung bewusst langsam ausatmen.
Wirkung	Diese progressive Muskel-Entspannung dient vor allem der Entspannung und kann müde machen.

Dauer:	60 Sekunden
Sätze	1

9.4 KURZSCHLAF

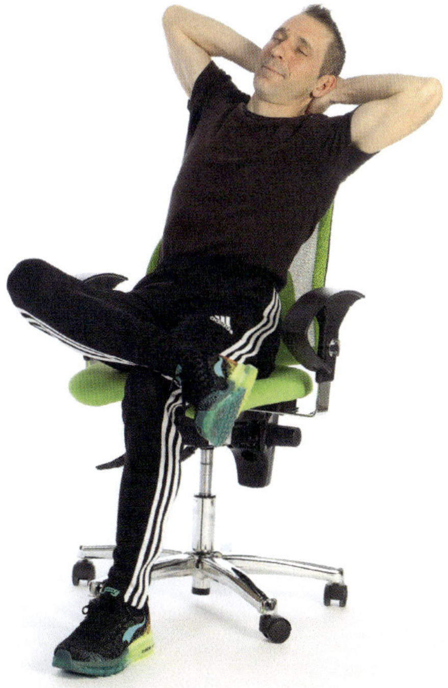

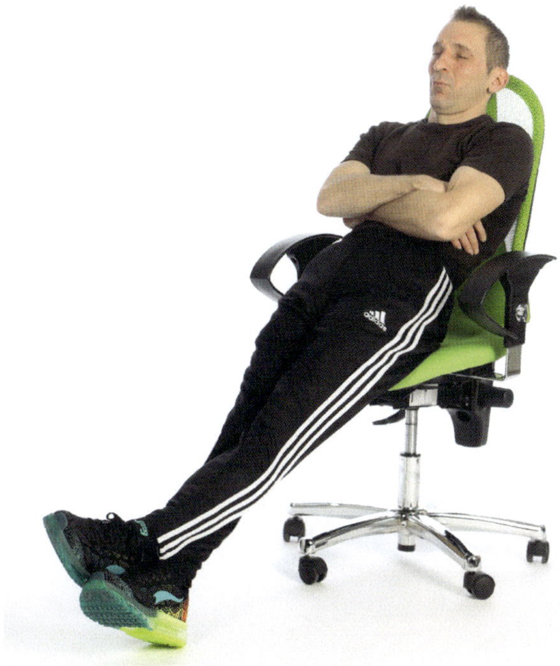

Übung	**Sitzend, liegend oder abgestützt auf einer Tischplatte eine angenehme, komfortable Position einnehmen und schlafen.**
ROM	
Hinweis	Beim Powernapping den Kopf ganz leer machen, die Gedanken einfach vorbei ziehen lassen und entspannen. Die Dauer nach Gefühl bestimmen, eventuell daran denken, einen Wecker zu stellen.
Atmung	Bei der Übung ruhig weiteratmen.
Wirkung	Das auch als „Managerschlaf" bezeichnete kurze Schläfchen steigert die Leistungsfähigkeit und dient der Regeneration. Mache es nur, wenn dir danach ist und es dir gut tut.

Dauer:	60 Sekunden
Sätze	1

9.5 RECKEN/STRECKEN

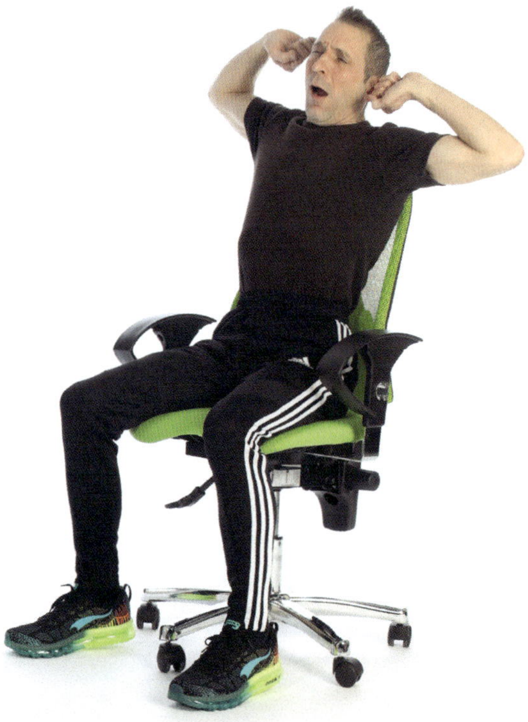

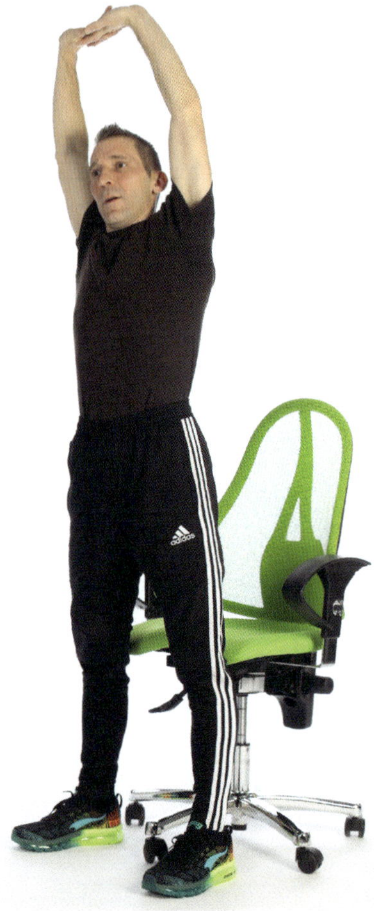

Übung	**Ein paar Meter gehen und recken und strecken.**
ROM	Die Bewegungsamplitude nach Gefühl steuern, aber nicht übertreiben. Das Recken und strecken kurzweilig gestalten.
Hinweis	Das Recken und Strecken nur sehr kurz durchführen.
Atmung	Bei der Übung ruhig weiteratmen.
Wirkung	Lösen von Verklebungen der Muskulatur und (Wieder) Anregung des Kreislaufsystems. Ziel ist die mentale und körperliche Reaktivierung.

Dauer:	60 Sekunden
Sätze	1

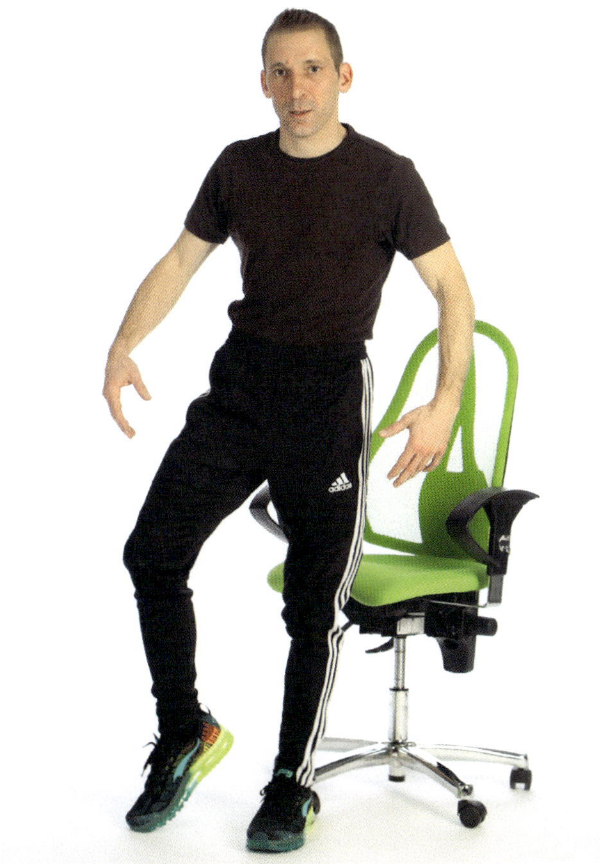

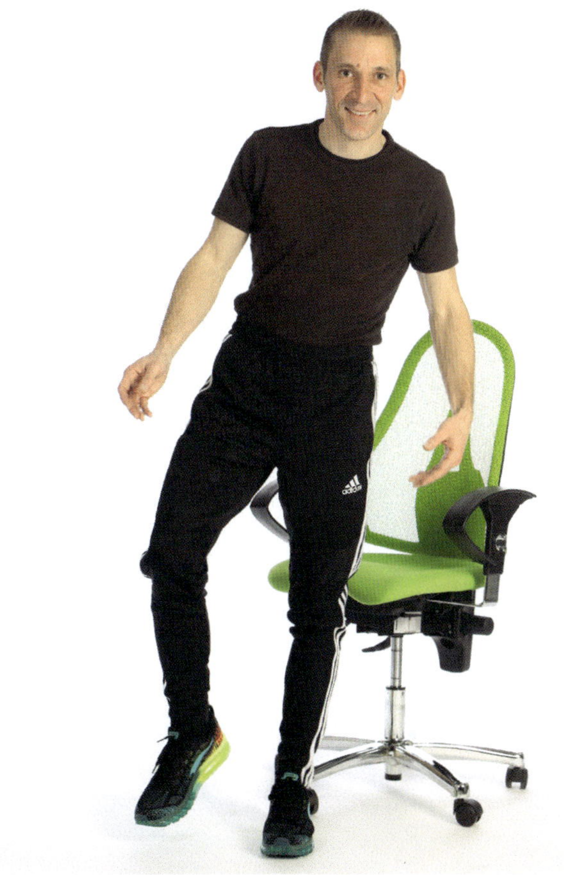

Übung	**Arme, Hände, Finger und Beine ausschütteln und lockern.**
ROM	Die Bewegungsamplitude ist klein.
Hinweis	Der letzten Übung (Ausschütteln und Lockern) sollte ein Cool Down folgen. Als Cool Down eignet sich besonders gut ein kurzer Spaziergang.
Atmung	Ein paar Mal kräftig ausatmen.
Wirkung	Reaktivierung der Muskulatur, Abbau von Spannungen, Aktivierung des Stoffwechsels, Abtransport von Metaboliten. Mentale Ausstimmung aus der Trainingseinheit.

Dauer:	60 Sekunden
Sätze	1

Printed in Poland
by Amazon Fulfillment
Poland Sp. z o.o., Wrocław

66163504R00093